高等学校“十四五”医学规划新形态教材
（供临床、基础、预防、护理、口腔、检验、药学等专业用）

医学寄生虫学实验教程

Yixue Jishengchongxue Shiyan Jiaocheng

主　审　汪世平（中南大学）

主　编　蒋立平

副主编　吕志跃　彭鸿娟　刘文琪

编　委（以姓氏笔画为序）

万钦黎（暨南大学）　　邓　莉（广东医科大学）
申继清（广西医科大学）　　司开卫（西安交通大学）
吕志跃（中山大学）　　刘文琪（华中科技大学）
李　健（湖北医药学院）　　杨　光（暨南大学）
张祖萍（中南大学）　　陈达丽（四川大学）
范久波（湖北文理学院）　　明珍平（武汉大学）
热比亚·努力（新疆医科大学）　　徐志鹏（南京医科大学）
黄　静（中南大学）　　黄帅钦（中南大学）
彭鸿娟（南方医科大学）　　蒋立平（中南大学）

编写秘书　黄帅钦（中南大学）

中国教育出版传媒集团
高等教育出版社·北京

内容简介

本实验教程为高等学校"十四五"医学规划新形态教材《医学寄生虫学》第4版的配套实验教材，也适合于与本学科其他教材配套使用。全书分为5章：医学寄生虫学实验总则、医学蠕虫、医学原虫、医学节肢动物和寄生虫标本的采集、保存与鉴定方法。本教程重点描述了寄生虫的形态特征并详细介绍了相关的实验技术，还提供了丰富的数字资源，内容包括教学PPT、拓展阅读、自测题等，有助于进一步提升学习效果。

本实验教程适合高等医学院校长学制临床医学和五年制各医学专业学生使用，也可供专业教师、科研工作者、医护人员和科普爱好者参考。

图书在版编目（CIP）数据

医学寄生虫学实验教程 / 蒋立平主编. -- 北京 : 高等教育出版社，2025. 3. -- ISBN 978-7-04-062418-2

Ⅰ. R38-33

中国国家版本馆CIP数据核字第20246R4W16号

策划编辑 初 瑞 崔 萌　责任编辑 初 瑞　封面设计 张 楠　责任绘图 裴一丹
责任印制 刘弘远

出版发行	高等教育出版社	网　址	http://www.hep.edu.cn
社　址	北京市西城区德外大街4号		http://www.hep.com.cn
邮政编码	100120	网上订购	http://www.hepmall.com.cn
印　刷	北京宏伟双华印刷有限公司		http://www.hepmall.com
开　本	787 mm× 1092 mm　1/16		http://www.hepmall.cn
印　张	7		
字　数	150千字	版　次	2025年3月第1版
购书热线	010-58581118	印　次	2025年3月第1次印刷
咨询电话	400-810-0598	定　价	29.80元

本书如有缺页、倒页、脱页等质量问题，请到所购图书销售部门联系调换

物 料 号　62418-00

新形态教材网 Abooks

数字课程（基础版）

医学寄生虫学实验教程

主编　蒋立平

abooks.hep.com.cn/62418

使用方法：

1. 电脑或移动设备访问课程网站。
2. 注册并登录后，进入“个人中心”。
3. 刮开图书封底防伪码涂层，通过扫描二维码或手动输入 20 位密码，完成防伪码绑定。
4. 绑定成功后，即可开始本数字课程的学习。

如有使用问题，请点击页面下方的“疑问”按钮。

“医学寄生虫学实验教程”

数字课程编委会

主　审　汪世平（中南大学）

主　编　蒋立平

副主编　吕志跃　彭鸿娟　刘文琪

编　委（以姓氏笔画为序）

万钦黎（暨南大学）　王　征（中南大学）
邓　莉（广东医科大学）　申继清（广西医科大学）
司开卫（西安交通大学）　吕志跃（中山大学）
刘　康（湘潭市中心医院）　刘文琪（华中科技大学）
刘晓花（中南大学）　李　健（湖北医药学院）
杨　光（暨南大学）　张祖萍（中南大学）
陈达丽（四川大学）　范久波（湖北文理学院）
明珍平（武汉大学）　热比亚·努力（新疆医科大学）
徐志鹏（南京医科大学）　黄　静（中南大学）
黄帅钦（中南大学）　彭先楚（中南大学）
彭鸿娟（南方医科大学）　蒋立平（中南大学）

编写秘书　黄帅钦（中南大学）

前　言

医学寄生虫学实验教学是医学寄生虫学教学体系中的重要一环，随着信息技术与教育教学深度融合，需要多种介质综合运用、表现力丰富的新形态教材。“十二五”普通高等教育本科国家级规划教材《医学寄生虫学》(汪世平主编)尚无配套的实验教材，因此我们组织编写了这本实验教程，与高等学校“十四五”医学规划新形态教材《医学寄生虫学》第4版配套使用。

本实验教程从了解、熟悉和掌握三个维度由浅入深阐述需要达到的实验目的，实验内容主要涉及自学标本、示教标本和相关的实验操作技术。本实验教程编入了医学寄生虫学实验总则、医学蠕虫、医学原虫、医学节肢动物和寄生虫标本的采集、保存与鉴定方法，并设附录，可供根据教学时数选用及拓展教学使用。本书配有数字课程，内容包括教学PPT、拓展阅读、自测题等。

本实验教程由来自十几所高校教学经验丰富的专家、教授负责编写，中南大学汪世平教授主审了本教材，在此致以衷心的感谢。受编委水平所限，本教材难免存在不足之处，欢迎广大读者批评指正，以便再版时纠正。

蒋立平

2025年1月

目 录

第一章 医学寄生虫学实验总则……1

第一节 医学寄生虫学实验的目的要求与注意事项……1
一、医学寄生虫学实验的目的要求……1
二、医学寄生虫学实验的注意事项……1
第二节 医学寄生虫学实验的内容与基本过程……2
一、学生观看视频教学课件……2
二、教师讲解和示教……2
三、学生观察标本和完成实验操作……2
第三节 光学显微镜的基本构造、使用与维护……3
一、普通光学显微镜的基本构造……3
二、普通光学显微镜的使用方法……6
三、普通光学显微镜的使用注意事项……8
四、普通光学显微镜的维护……8
第四节 显微测微尺的组成与使用……9
一、显微测微尺的组成……9
二、显微测微尺的使用……10
第五节 生物学绘图原则……11
一、绘图前准备充分……11
二、形态正确……11
三、色彩正确……11
四、按比例绘图……11
五、画面整洁，标注规范，字迹清晰……12
第六节 寄生虫标本的类别与实验操作技术……12
一、寄生虫标本的类别……12
二、寄生虫标本的实验操作技术……13

第二章 医学蠕虫……15

第一节 医学蠕虫概述……15
第二节 线虫……15
一、似蚓蛔线虫（蛔虫）……16
二、毛首鞭形线虫（鞭虫）……18
三、十二指肠钩口线虫（十二指肠钩虫）和美洲板口线虫（美洲钩虫）……19
四、蠕形住肠线虫（蛲虫）……22
五、班氏吴策线虫（班氏丝虫）和马来布鲁线虫（马来丝虫）……24
六、旋毛形线虫（旋毛虫）……26
第三节 吸虫……27

一、华支睾吸虫 …… 27
二、卫氏并殖吸虫和斯氏并殖吸虫 …… 31
三、裂体吸虫 …… 34
四、布氏姜片吸虫 …… 38
第四节 绦虫 …… 40
一、链状带绦虫和肥胖带绦虫 …… 40
二、细粒棘球绦虫 …… 44
三、曼氏迭宫绦虫 …… 46
四、微小膜壳绦虫与缩小膜壳绦虫 …… 49

第三章 医学原虫 …… 52

第一节 医学原虫概述 …… 52
第二节 阿米巴 …… 52
第三节 鞭毛虫 …… 55
一、杜氏利什曼原虫 …… 55
二、蓝氏贾第鞭毛虫 …… 58
三、阴道毛滴虫 …… 59
第四节 孢子虫 …… 61
一、疟原虫 …… 61
二、刚地弓形虫 …… 65
第五节 纤毛虫 …… 67

第四章 医学节肢动物 …… 69

第一节 医学节肢动物概述 …… 69
第二节 医学昆虫 …… 69
一、蚊 …… 69
二、蝇 …… 72
三、蚤 …… 75
四、虱 …… 75
五、其他昆虫 …… 77
第三节 医学蜱螨 …… 79
一、蜱 …… 79
二、螨 …… 80

第五章 寄生虫标本的采集、保存与鉴定方法 …… 83

第一节 寄生虫常用的粪检方法 …… 83
一、粪便肉眼观察法 …… 83
二、生理盐水直接涂片法 …… 83
三、改良加藤法 …… 84
四、浮聚法 …… 84
五、沉淀法 …… 85
六、尼龙绢筛集卵法 …… 86
七、幼虫孵化法 …… 86
八、粪便直接涂片特殊染色检查原虫法 …… 87
第二节 寄生虫标本的采集、处理与保存 …… 89
一、寄生虫标本的采集 …… 89
二、寄生虫标本的处理和保存 …… 92
第三节 寄生虫虫种的鉴定方法 …… 95
一、根据虫体形态特点作出鉴定 …… 95
二、其他鉴定方法 …… 96

参考文献 …… 97

附录一 人粪便中易与寄生虫相混淆的常见杂物 …… 98

附录二 人体寄生虫卵 …… 99

第一章 医学寄生虫学实验总则

第一节 医学寄生虫学实验的目的要求与注意事项

医学寄生虫学实验是医学寄生虫学课程的重要组成部分，通过寄生虫学实验，有助于学生加深对寄生虫相关理论知识的理解。

一、医学寄生虫学实验的目的要求

医学寄生虫学实验的主要目的要求包括如下几点。

1. 学生通过标本观察、实验操作和技术训练，从了解、熟悉和掌握三个维度加深理解，加强巩固和熟练运用本学科的基本理论知识，使理论与实践紧密结合。

2. 熟悉与诊断有关的常见寄生虫的形态特点，掌握寄生虫学检验的基本技能及相关实验诊断技术。

3. 通过实验培养学生实事求是的科学态度、独立工作和分析解决实际问题的能力，为今后从事寄生虫病的诊断、防治和研究等工作奠定坚实的基础。

二、医学寄生虫学实验的注意事项

为了顺利完成医学寄生虫学实验，提高学习效率，注意事项主要包括如下几点。

1. 实验课前应提前预习相关实验课程内容，以便有计划地顺利进行实验。

2. 进入实验室要保持安静，穿好实验服，带齐实验教程和教材等学习用品，勿带与实验无关的物品进入实验室，禁止在实验室内饮食。

3. 做到“四不”：不迟到，不早退，不随地吐痰，不乱扔纸屑杂物。

4. 实验时应严格遵守实验室规则，服从教师指导，认真完成各项实验任务，并根据自己的实验结果进行分析和总结，及时撰写实验报告。实验报告应简明扼要、重点突出，并及时提交教师批改。

5. 实验过程中不得擅自移动示教标本，如有疑问，及时联系教师解决，以免影响其他学生观察。

6. 要节约药品和试剂，爱护仪器、标本及其他公物。实验结束后应整理好标本，收好显微镜，如有物品损坏应及时向教师报告。

7. 接触具有传染性的标本或实验物品时，要注意有效的隔离和防护。实验结束后应将被污染的物品和动物尸体等放在指定地方，进行集中消毒和无害化处理，防止寄生虫等病原生物的感染和播散。

8. 每次实验应安排学生值日，将仪器、试剂放归原处，整理实验桌台面，打扫卫生，关好水、电、门窗。最后经消毒、洗手和值日生签名登记后方可离开实验室。

（蒋立平）

第二节　医学寄生虫学实验的内容与基本过程

医学寄生虫学实验的内容主要包括观看寄生虫学视频教学课件，观察玻片标本、浸制标本、干制标本、活体标本，完成实验操作和技术训练等。

医学寄生虫学实验基本过程主要包括学生观看视频教学课件、教师讲解实验重点内容、教师示教实验操作方法、学生观察自学标本和示教标本、学生独立或团队合作完成实验操作和观察实验结果、教师针对普遍性的疑难问题进行集中解答和章节小结、学生独立完成实验报告等。在整个实验过程中，教师应不时巡视学生的实验进展情况，及时进行指导和解答；学生有疑难问题时，及时寻求教师的帮助。学生可借助电子设备对标本的典型图像拍照留存，以备复习，加深印象，提升学习效果。针对疑难寄生虫标本，学生间可以互相帮助，有学生找到寄生虫典型结构时，可供其他学生观察学习。

一、学生观看视频教学课件

视频教学课件主要介绍寄生虫的形态和示教实验操作方法，学生通过观看视频教学课件，有利于对寄生虫标本的观察和实验操作。

二、教师讲解和示教

教师重点强调寄生虫的形态特征，提高学习的针对性。以及讲解实验操作的注意事项，示教关键性的实验操作内容，提高学生实验操作的效果。

三、学生观察标本和完成实验操作

学生依次观察自学玻片标本、示教玻片标本、浸制标本、干制标本、活体标本、针插标本等，完成本次课程的实验操作内容。

（蒋立平）

第三节 光学显微镜的基本构造、使用与维护

一、普通光学显微镜的基本构造

医学寄生虫学实验观察常借助普通光学显微镜，光学显微镜主要由机械部分和光学系统两部分组成（图 1-3-1）。

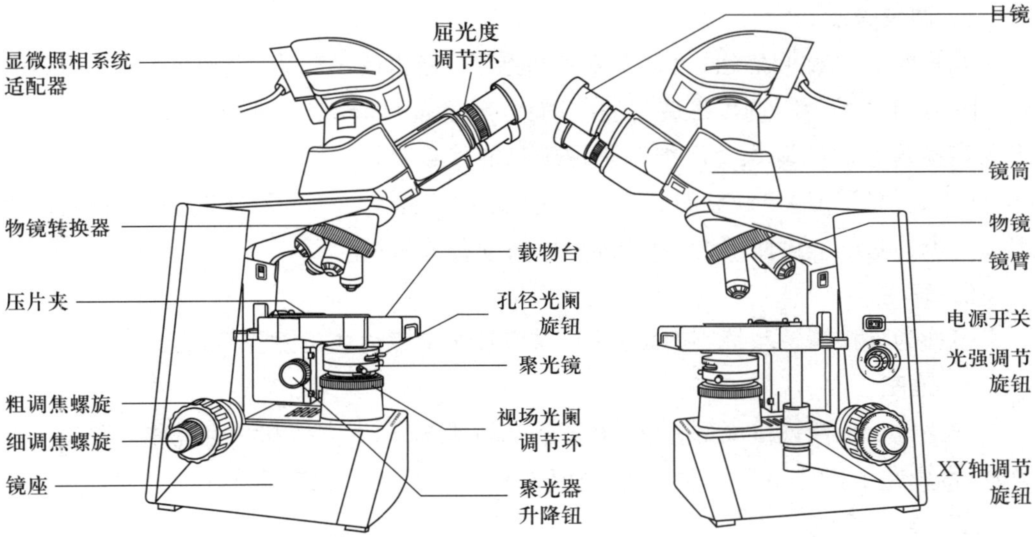

图 1-3-1 光学显微镜结构示意图

（一）机械部分

1. 镜筒

镜筒为安装在光学显微镜最上方或镜臂前方的圆筒状结构，其上端装有目镜，下端与物镜转换器相连。根据镜筒的数目，光学显微镜可分为单筒式和双筒式两类。

2. 物镜转换器

物镜转换器又称物镜转换盘，为安装在镜筒下方的圆盘状结构，其上均匀分布有3~4 个圆孔，用以装载不同放大倍数的物镜。通过顺时针或逆时针方向转动物镜转换器可使不同的物镜到达工作位置（即与光路合轴）。

3. 镜臂

镜臂为支持镜筒和镜座的弯曲状构造，是取用显微镜时右手握拿的部位。

4. 载物台

载物台又称镜台，为位于物镜转换器下方的方形平台，是放置所观察玻片标本的

位置。平台的中央有一圆孔，称为通光孔，位于下方的光源经此孔可照射到标本上。

载物台上通常装有标本移动器（又称标本推进器），移动器上安装的压片夹可用于固定玻片标本。另外，调节标本移动器的 XY 轴调节旋钮可使玻片标本前、后、左、右移动，便于寻找物像。

在标本移动器上一般还附有纵横游标尺，可计算标本移动的距离，并确定标本的位置。游标尺一般由主标尺（A）和副标尺（B）组成。主标尺的最小刻度为 1 mm，副标尺的分度为主标尺的 9/10。使用时先看到标尺的 0 点位置，再看主副标尺刻度线的重合点，即可读出准确的数值（图 1-3-2）。

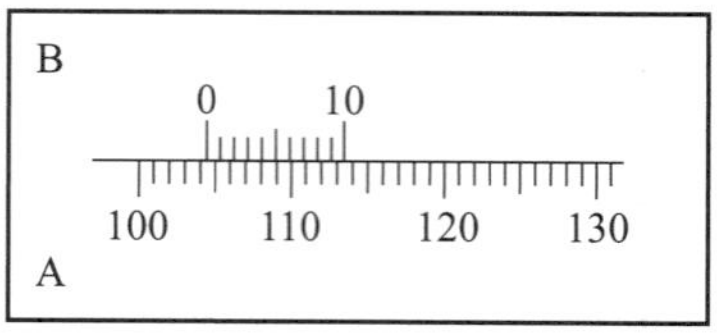

图 1-3-2　游标尺的使用方法示意图

5. 调焦螺旋

调焦螺旋又称调焦钮，为调节焦距的装置，分粗调焦螺旋（大螺旋）和细调焦螺旋（小螺旋）两种。粗调焦螺旋可使载物台（或物镜）以较快速度或较大幅度升降，适于低倍镜观察时的调焦。而细调焦螺旋只能使载物台（或物镜）缓慢或较小幅度升降，适于高倍镜和油镜观察时的调焦。例如，观察标本的不同层次时，一般在粗调焦螺旋对焦的基础上再使用细调焦螺旋，以精细调节焦距。

6. 镜柱

镜柱为连接镜臂与镜座的短柱（有些型号显微镜镜柱与镜臂不做区分）。

7. 镜座

镜座位于显微镜最底部，为整个显微镜的基座，用于支持和稳定镜体。取用显微镜时，常用左手托住镜座。通常，显微镜镜座内装有照明光源等构造。

（二）光学系统

普通光学显微镜的光学系统主要包括目镜、物镜和照明装置（聚光器、电光源和光圈等），有些生物显微镜可连接显微数码成像装置。

1. 目镜

目镜又称接目镜，安装在镜筒的上端，起将物镜所放大的物像进一步放大的作用。每个目镜一般由两个透镜组成，在上下两透镜（即接目透镜和接物透镜）之间安装有能决定视野大小的金属光阑——视场光阑，此光阑的位置即是物镜所放大实像的位置，故可将一小段头发黏附在光阑上作为指针，用以指示视野中的某一部分供他人观察。另外，还可在光阑的上面安装目镜测微尺，简称目微尺。每台显微镜通常配置 2~3 个不同放大倍率的目镜，常见的有 5×、10× 和 15×（×表示放大倍数）目镜，可根据不同的需要选择使用，最常使用的是 10× 目镜。

2. 物镜

物镜又称接物镜，安装在物镜转换器上。每台光镜一般有 3~4 个不同放大倍率的物镜，每个物镜由数片凸透镜和凹透镜组成，是显微镜最主要的光学部件，决定着光镜分辨力的高低。常用物镜的放大倍数有4×、10×、40×和100×等几种。一般将4×与10×物镜称为低倍镜，将40×物镜称为高倍镜，将100×物镜称为油镜，油镜在使用时需要用香柏油或液状石蜡作为介质。医学蠕虫标本和医学节肢动物标本的观察通常使用低倍镜和高倍镜，而医学原虫标本的观察还需要联合使用油镜。

在每个物镜上通常都刻有能反映其主要性能的参数，主要有放大倍数和数值孔径，该物镜所要求的镜筒长度和标本上的盖玻片厚度等。另外，在油镜上还常标有“Oil”的字样。

不同的物镜有不同的工作距离（图1-3-3）。工作距离是指显微镜处于工作状态（焦距调好、物像清晰）时，物镜最下端与盖玻片上表面之间的距离。物镜的放大倍数与其工作距离成反比，4×、10×、40×和100×物镜的工作距离分别为18.5 mm、6.5 mm、0.5 mm和0.2 mm。当低倍镜被调节到工作距离后，可直接转换高倍镜或油镜，然后用细调焦螺旋稍加调节焦距便可见到清晰的物像，这种情况称为同高调焦。

不同放大倍数的物镜也可从外形上加以区别，一般来说，物镜的长度与放大倍数成正比，低倍镜最短，油镜最长，而高倍镜的长度介于两者之间。

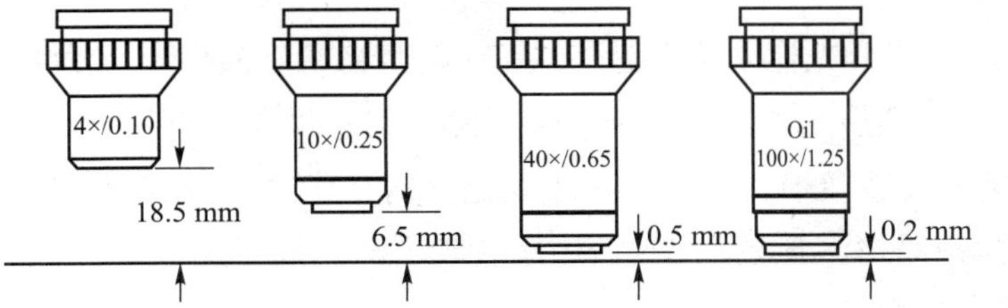

图1-3-3　4种物镜的性能参数及工作距离

3. 聚光器

聚光器位于载物台的通光孔的下方，由聚光镜和孔径光阑构成，其主要功能是将光线集中到所要观察的标本上。

（1）聚光镜　由2~3个透镜组成，其作用相当于一个凸透镜，可将光线汇集成束。

（2）孔径光阑　也称为彩虹阑或光圈，位于聚光器的下端，是一种能控制进入聚光器的光束大小的可变光阑。它由十几张金属薄片组合排列而成，外侧有一小柄，可使光圈的孔径开大或缩小，以调节光线的强弱。在光圈的下方常装有滤光片框，可放置不同颜色的滤光片。

在聚光器的左下方有一调节螺旋可使其上升或下降，从而调节光线的强弱，升高聚光器可使光线增强，反之则光线变弱。

4. 电光源

电光源位于镜座的上方，是为显微镜提供光源的重要组件，可通过光强调节旋钮控制光源的强弱。有些显微镜配置的是反光镜，通过调整反光镜的角度将来自不同方向的光线反射到聚光器中。反光镜通常有两个面，一面为平面镜，另一面为凹面镜，凹面镜有聚光作用，适于较弱光和散射光下使用，光线较强时则选用平面镜。

5. 显微数码成像系统

为了方便使用者观察与保存显微镜下的镜像，有些显微镜（如三目显微镜）可通过适配器外接数码相机或计算机数码成像系统（图 1–3–1）。通过操作外接相机与数码成像软件对镜像进行拍摄、处理与保存。

二、普通光学显微镜的使用方法

使用普通光学显微镜首先要将显微镜小心地从镜箱中取出（移动显微镜时应右手握住镜臂，左手托住镜座），放置在实验台的偏左侧，以镜座的后端离实验台边缘 6~10 cm 为宜。检查显微镜的各个部件是否完整和正常，如有异常，立即报告教师处理。

（一）低倍镜的使用方法

1. 对光

打开显微镜的电源开关（如果是非自带光源显微镜，应打开实验台上的工作灯），转动粗调焦螺旋，使载物台下降（或物镜升高）；调节物镜转换器，使低倍镜转到工作状态（即对准通光孔）。当物镜完全到位时，可听到轻微的扣碰声。

打开光圈并使聚光器上升到适当位置（以聚光镜上端透镜平面稍低于载物台平面的高度为宜）。然后用左眼对准目镜内观察（注意两眼应同时睁开），同时调节光源强弱（非自带光源显微镜，应调节反光镜的方向），直到视野内光线均匀、亮度适中。反光镜的平面镜易把其他景物映入视野，一般用凹面镜对光。

2. 放置玻片标本

将玻片标本放置到载物台上用压片夹固定好（使有盖玻片或有标本的一面朝上），然后转动 XY 轴调节旋钮将需要观察的部分对准通光孔的中央。

3. 调节焦距

从显微镜侧面注视低倍镜镜头，同时用粗调焦螺旋使载物台上升（或物镜下降），直至低倍镜镜头距玻片标本的距离小于 5 mm（注意避免镜头碰到玻片）。从目镜观察视野，左手慢慢转动粗调焦螺旋使载物台下降（或物镜上升），直至视野中出现物像为止；再转动细调焦螺旋，使视野中的物像更加清晰。

如果按上述操作步骤仍看不到或看不清物像，可考虑以下因素逐一排查。

（1）物镜与目镜不清洁　应用擦镜纸擦拭干净。

（2）转动调焦螺旋太快，超过焦点　应按上述步骤重新调节焦距。

（3）物镜没有准确到位　重新定位后再观察。

（4）物像没有在视野内　应用 XY 轴调节旋钮调整标本的位置，使物像进入视野并移至中央。若标本移动的过程中，视野时而清晰、时而模糊，应检查载物台的标本是否放置水平。如果镜头与玻片标本的距离已远超过物镜的工作距离还未见到物像，应严格按上述步骤重新操作。

（5）观察比较透明的玻片标本或没有染色的标本时　应考虑将光线略调暗再观

察。在调节光线时，应重视聚光器的作用。一般来说，所用物镜的放大倍数越小，聚光器的位置越低。

（二）高倍镜的使用方法

1. 寻找物像

在使用高倍镜观察标本前，应先用低倍镜寻找到需观察的物像，并将其移至视野中央，同时调准焦距，使被观察的物像最清晰。

2. 观察与调节焦距

眼睛从侧面注视物镜，用手移动物镜转换器，使高倍镜转到工作状态（对准通光孔），此时，视野中一般可见到不太清晰的物像，只需微微调节细调焦螺旋，直至视野内看到清晰的物像为止。在使用高倍镜观察目镜视野时，禁止使用粗调焦螺旋进行调焦。

3. 更换玻片标本

如需更换标本片时，应先将载物台下降（或物镜升高），然后把标本移到载物台前方，再拨开压片夹，取出玻片。

4. 物像模糊的处理

从低倍镜换高倍镜时，可能出现低倍镜下物像清晰而高倍镜下物像模糊不清楚，有时还会发生高倍物镜碰擦玻片而不能转换到位的情况，此时应逐一排查原因：检查物镜是否与显微镜镜体配套，物镜是否松动，玻片是否水平正置，低倍镜的焦距是否调好等情况后，再重新操作。如果调整后仍不能转换，则应将载物台下降（或使物镜升高）后再转换，然后在眼睛的注视下使高倍镜贴近盖玻片，再一边观察目镜视野，一边微调细调焦螺旋直到物像清晰。

（三）油镜的使用方法

1. 寻找物像

用高倍镜找到所需观察的标本物像，并将需要进一步放大的部分移至视野中央。将聚光器升至最高位置并将光圈开至最大（因油镜所需光线较强）。

2. 观察与调节焦距

转动物镜转换器，移开高倍镜，往玻片标本上需观察的部位（载玻片的正面，相当于通光孔的位置）滴一滴香柏油或液状石蜡作为介质，然后眼睛从侧面注视物镜镜头，轻轻转换油镜，使镜面正好浸在油滴中。一般情况下，转过油镜即可看到物像。左眼注视目镜中，同时小心而缓慢地转动细调焦螺旋（注意：这时只能使用细调焦螺旋，不能使用粗调焦螺旋）使载物台微微下降（或使物镜上升），直至视野中出现清晰的物像。操作时不要反方向转动细调焦螺旋，以免压碎标本或损坏镜头。

3. 清洁

（1）油镜清洁　油镜使用完后，必须及时将镜头上的油擦拭干净。操作时先将载物台下降 10 mm（或油镜升高），并将其转离通光孔，用擦镜纸把镜头擦净。油镜的正确擦拭方法：先用干擦镜纸揩去镜头上的香柏油，再用沾有少许二甲苯（或乙醚：

乙醇为7∶3的混合液）的擦镜纸擦一次，最后再用干擦镜纸揩擦1~2次。

（2）玻片标本清洁　玻片标本也需进行清洁，如果是有盖玻片的永久制片，可直接用上述方法擦干净；如果是无盖玻片的标本，可用拉纸法擦油，即先把一小张擦镜纸盖在标本片油滴上，再往纸上滴一滴二甲苯，平拉擦镜纸，反复几次即可擦净。

三、普通光学显微镜的使用注意事项

（1）取用显微镜时，应右手紧握镜臂，左手托住镜座，切勿用单手斜提，以避免目镜或其他零件滑落。

（2）使用显微镜要严格按步骤操作，熟悉显微镜各部件性能，掌握粗、细调焦螺旋的转动方向与载物台（或物镜）的关系。特别是使用高倍镜或油镜时，转动粗调焦螺旋时，眼睛必须从侧面注视物镜镜头，以避免镜头与玻片相撞损坏镜头或玻片标本。

（3）对自带光源显微镜，要先检查电源线插头与显微镜的接口有没有插紧。调光开关应从小到大调节光的强度，同时调节聚光镜，达到合适的光强度，避免光源长时间处于最大强度，缩短使用寿命。

（4）观察标本时，显微镜离实验台边缘应保持一定距离（6~10 cm），以免显微镜翻倒落地。

（5）在使用显微镜观察标本时，要养成两眼同时睁开、双手并用（左手操纵调焦螺旋，右手操纵标本移动器）的习惯。左眼观察物像计数，右眼用于绘图记录。

（6）在使用镜筒直立式显微镜时，镜筒倾斜的角度不能超过45°，以免重心后移使显微镜倾倒。在观察带有液体的临时装片时，应将显微镜放平，以避免液体污染镜头和显微镜。

（7）显微镜使用后应及时复原。先使载物台下降（或使物镜升高），取下玻片标本，使物镜转离通光孔。把光亮度调到最小位置，关闭光源（如果是非电光源显微镜，垂直放置反光镜），下降聚光器，关小光圈。实验完毕，应将标本片取出，用擦镜纸将镜头擦拭干净后移开（通常转换4×物镜于镜下），不能与通光孔相对（把物镜转离聚光器上方）。

（8）不可随意拆卸显微镜上的零部件，以免发生丢失损坏或灰尘落入镜内。显微镜的光学部件不可用纱布、手帕、普通纸张或手指揩擦，以免磨损镜面，需要时只能用擦镜纸轻轻擦拭。机械部分可用纱布等擦拭。

（9）将电源线收好，放回镜箱。切不可把显微镜放在直射光线下曝晒。

四、普通光学显微镜的维护

（一）经常性的维护

1. 防潮

要选择干燥的房间存放显微镜，存放地点应离墙、离地、远离水源，显微镜箱内应放置1~2袋硅胶作干燥剂，并经常对硅胶进行烘烤，在其颜色变粉红后，应及时烘烤，烘烤后再继续使用。

2. 防尘

每次使用完毕需用防尘罩盖住。

3. 防腐蚀

显微镜不能和具有腐蚀性的化学试剂放在一起，如硫酸、盐酸、强碱等。

4. 防热

防热的主要目的是避免热胀冷缩引起镜片的开胶与脱落。

（二）光学系统的擦拭

平时对显微镜光学部分的表面，用干净的毛笔清扫或用擦镜纸擦拭干净即可。在镜片上有抹不掉的污物、油渍或手指印时，或镜片生霉、生雾及长期停用后复用时，都需要先擦拭再使用。

一般情况下，严禁拆开光学系统进行擦拭；如有必要，需联系专业的显微镜维护公司进行拆装擦拭。

（三）机械部分的擦拭

显微镜的表面油漆部分，可用布擦拭。但不能使用乙醇、乙醚等有机溶剂擦，以免脱漆。没有涂漆的部分若有锈，可用布蘸汽油擦去。擦净后重新上好防护油脂即可。

（黄　静）

第四节　显微测微尺的组成与使用

一、显微测微尺的组成

寄生虫大小的测定，一般使用显微测微尺。显微测微尺由目镜测微尺和镜台测微尺组成（图 1-4-1）。

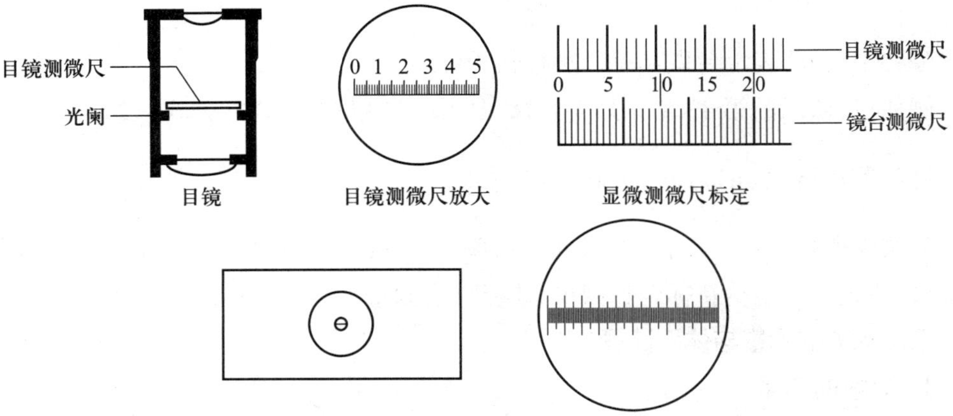

图 1-4-1　显微测微尺结构示意图

(一) 目镜测微尺

目镜测微尺(ocular micrometer)简称目微尺，是一块直径 20 mm 的圆形玻璃片，上面有直线刻度或网格式标尺。网格式的目微尺可用来测量物体的体积。

(二) 镜台测微尺

镜台测微尺(stage micrometer)简称台微尺，是一块特制的载玻片。其中央镶有一个刻度标尺，全长 1 mm，共划分成 10 个大格，每个大格又分成 10 个小格，共 100 个小格，每个小格长 0.01 mm(10 μm)，在标尺的外围有一个黑色环，便于找到标尺的位置。

二、显微测微尺的使用

(一) 显微测微尺的安放

使用目微尺时，先将目镜从镜筒中抽出，旋去接目透镜，然后将目微尺安放在目镜的光阑上。注意应将目微尺有刻度的一面朝下，再将接目透镜旋上，把目镜插入镜筒，即可进行测量。

(二) 显微测微尺的标定

在测量标本的长度之前，必须首先对目微尺在不同放大倍数的物镜下进行标定。

1. 目微尺的标定方法

将台微尺夹于载物台上，调节焦距直至能看到台微尺刻度。此时，目微尺和台微尺同时显示在视野中，转动目镜，使目微尺的标尺直线与台微尺的标尺直线尽量靠近、平行，最终使两直线重合，再移动台微尺，使两个微尺的左侧端平齐，然后从左到右找出两个微尺另一侧重合的直线。

2. 目微尺格数值的计算

分别计数重合线之间台微尺和目微尺各自包含的小格数，根据公式计算出目微尺每个小格的长度(格值)，公式如下。

$$目微尺每格值(\mu m)=\frac{台微尺格数}{目微尺格数}\times 10$$

公式中“10”表示台微尺每个小格长 10 μm。

例如，目微尺的第 33 格正好与台微尺的第 22 格重合，代入公式：

$$目微尺每格值(\mu m)=\frac{22}{33}\times 10=6.6(\mu m)$$

为减少测量误差，应对目微尺的格数值测量 3 次，取其平均值。如果更换不同放大倍数的物镜，必须重新标定目微尺，才能再次测量。

(三) 标本的测量与体积计算

1. 标本的测量

测量时，取下台微尺，换上标本片，记录被测标本占目微尺的格数，然后乘以每个小格代表的长度。

例如，当用低倍镜测出某种寄生虫卵的长度为目微尺的 4 格，而已知每格值为 6.6 μm 时，则该虫卵的长度为 6.6 μm×4=26.4 μm。

2. 体积计算

根据测量结果，也可计算虫体各部分的体积（V）或核质比（N_p）（如原虫），公式如下：

椭圆形：$V=\frac{4}{3}\pi ab^2$（a、b 分别为长轴、短轴半径）。

圆球形：$V=\frac{4}{3}\pi R^3$（R 为半径）。

核质比：$N_p=V_n/(V_c-V_n)$（V_c 为细胞体积，V_n 为细胞核体积）。

（黄 静）

第五节 生物学绘图原则

医学寄生虫学的实验内容以标本观察为主，真实准确地记录所观察的标本，对正确掌握其形态特征、加强记忆至关重要。绘图作为基本实验技能之一，应重点掌握。

一、绘图前准备充分

实验前准备好绘图本（实验报告纸）和绘图笔（包括 2H 或 4H 铅笔，红、黄、蓝、褐色彩笔），不宜用钢笔或圆珠笔绘图。

二、形态正确

认真观察标本，准确描绘标本的外部形态和内部结构，把医学寄生虫的主要形态特征真实记录下来。

三、色彩正确

根据标本的特点选择不同的绘图方法。

（一）铅笔点线图

铁苏木素染色和非彩色标本应选择铅笔点线图，用点和线勾画标本结构图，线要圆滑，点要圆，可利用点的疏密表示寄生虫的立体感。

（二）彩图

除铁苏木素染色外，其他染色和彩色的标本一般要求绘制彩图，按所观察标本的实际颜色绘制。

四、按比例绘图

对于构造复杂和体积较小的标本，可画大些，以展示其结构；对构造简单和较大的标本，可画小些，以结构清晰、不影响注字为宜。在绘图中要注意标本的长宽比例和内部结构的位置，要特别注意不同虫种同类标本之间（如虫卵类标本之间、包囊类标本之间）及同种寄生虫不同阶段之间（如疟原虫环状体、滋养体、裂殖体和配子体之间，杜氏利什曼原虫无鞭毛体和前鞭毛体之间）的大小比例。绘制的标本图以符合实物为准。

五、画面整洁，标注规范，字迹清晰

所有绘图必须用铅笔注字，要求用中文或中英文注字。需标注各部分一律用平行线引出后注字，将其名称注于线的末端，所有注字应上下对齐，横列。标本名称一律写在图的下方，并标明观察时使用的放大倍数或绘图使用的比例尺（图 1–5–1）。

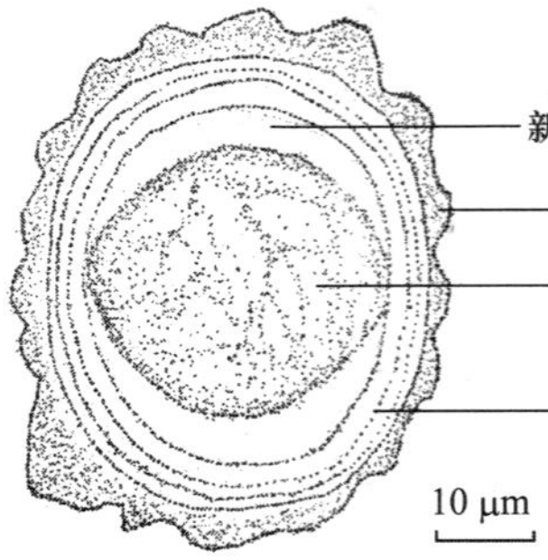

图1–5–1 受精蛔虫卵（医学寄生虫学实验绘图范例）

（黄 静）

第六节 寄生虫标本的类别与实验操作技术

一、寄生虫标本的类别

寄生虫标本一般分为玻片标本（包括封片标本和临时标本）、小瓶装标本、针插标本、活体标本和大体（病理）标本（甲醛固定标本或浸制标本）5 类。在学习不同类别的标本时应注意分别采用不同的观察方法。

（一）玻片标本

玻片标本是要求观察和掌握的主要标本。一般为某些体积较小的蠕虫卵、幼虫、成虫和原虫，分别采用不同方法制作而成。观察方法如下。

1. 自学标本

对于自学标本，首先应注意玻片标本内封装的内容是虫卵、虫体（部分虫体），还是组织压片或病理切片等，注意标本的正反面。根据标本的大小，选择不同的观察方式。如为较大的虫体，可用放大镜或解剖镜观察；较小的虫体则需用显微镜观察，先在低倍镜下寻找标本，将其移至视野中央，然后换高倍镜观察其细微结构；虫体很小的原虫标本需在油镜下观察才能看清形态结构。

2. 镜下标本

观察镜下标本，尤其是镜检粪便、血液和体液等涂片标本时，必须按一定的顺序仔细地进行标本观察，以免遗漏而影响检查结果的准确性（图 1–6–1）。

3. 示教标本

对于示教标本，教师已将标本展示在显微镜视野中央，一般有指针指在目的视野。

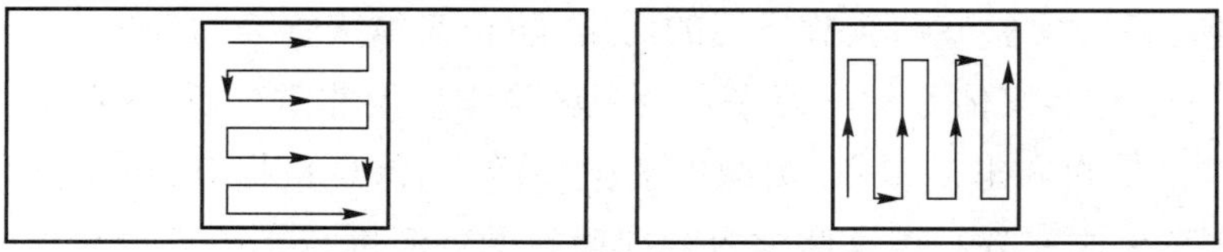

图1-6-1 玻片标本观察路径示意图

观察时，请勿随意移动玻片或调整显微镜视野，以免影响其他同学观察。

4. 其他

由于不同种类寄生虫玻片标本的厚薄和着色的深浅不同、大小不一，观察标本时需要的放大倍数和光线的强度也不相同，应根据情况进行调整，以能清晰观察到每一种标本的外部形态与内部结构为宜。

（二）小瓶装标本

小瓶装标本为封装小型虫体、部分虫体或寄生虫的中间宿主等标本，这类标本主要观察虫体的大小、形状和颜色等，应与活体寄生虫标本相比较。

（三）针插标本

针插标本一般为医学节肢动物标本，装于指形玻璃管或平皿中，用肉眼或放大镜观察，了解其基本外部形态结构。

（四）活体标本

活体标本为实验室保存或野外采集的活体寄生虫标本，这类标本主要观察活体状态下虫体的形状、颜色、大小及运动状态等，应与小瓶装标本相比较。

（五）大体（病理）标本

大体（病理）标本主要为较大的寄生虫虫体、中间宿主和一些寄生虫所致疾病的组织、器官病理标本，可直接用肉眼或放大镜观察。观察这类标本时，首先要辨认是何种寄生虫、在何阶段，识别器官组织，然后仔细观察其形态、大小、颜色和结构，结合其致病与诊断，达到系统掌握的目的。如为病理标本，应结合寄生虫的致病机制，掌握其病理改变的特征，并且与其他寄生虫所致疾病进行鉴别。

二、寄生虫标本的实验操作技术

医学寄生虫学实验操作技术包括实验过程中涉及的各项实验操作技术，特别是对粪便、血液和体液中各种寄生虫的检测方法。要求学生掌握实验标本采集、标本处理、虫体染色、标本制作、标本检测和标本观察等方法，以及寄生虫感染动物模型制作等技术。

首先，学生在实验开始前必须按照实验教程和带教教师的要求，了解实验设计的原理，积极思考不同实验的设计依据，理解各个操作环节的意义。其次，学生在操作过程中，必须有目的地按要求进行认真操作。遇到不懂的问题及时请教教师和同学，对所得实验结果认真分析，最后得出结论。实验结束后，要及时规范处理实验过程中产生的污物和废弃物，尤其要注意对传染性废弃物严格管理，避免实验过程中粪便、血液和其他体液对实验室与实验环境的污染，防止实验室感染的发生。

目前，各学校多媒体互动学习平台及视频教学应用非常广泛，这些教学设施和教学手段使得教学内容丰富多彩、图像更加生动活泼、信息量提升，可帮助学生拓宽视野。教师和学生应充分利用这些宝贵的课程教学资源进行实验教学和学习。

（黄　静）

数字课程学习……

教学 PPT　　拓展阅读　　自测题

第二章 医学蠕虫

第一节 医学蠕虫概述

蠕虫（helminth）为一类借身体肌肉的收缩进行蠕形运动的多细胞无脊椎动物。它们在自然界有的营自生生活，有的营寄生生活，寄生于人、动物或植物。寄生于人体，与人类健康相关的蠕虫称为医学蠕虫（medical helminth）。医学蠕虫包括线虫、吸虫、绦虫和棘头虫，它们既可寄生于人体的消化道、胆道和血管，又可寄生于人体的肺、肝、脑和肌肉等组织器官。蠕虫生活史中的成虫或幼虫可寄生于人体。蠕虫寄生人体所引起的疾病称为蠕虫病（helminthiasis）。

根据发育过程中是否需要中间宿主，可将蠕虫分为两大类：①土源性蠕虫，这类蠕虫在发育过程中不需要中间宿主，其虫卵或幼虫直接在外界发育为感染阶段，宿主通过食入被污染的食物或经皮肤而感染。绝大多数线虫属于土源性蠕虫。②生物源性蠕虫，这类蠕虫必须要在中间宿主体内发育，才能感染终宿主。所有吸虫、大部分绦虫和少数线虫属于生物源性蠕虫。

（张祖萍）

第二节 线　虫

线虫（nematode）因虫体呈圆柱形或线形而得名，属于线形动物门。线虫基本发育过程包括卵、幼虫和成虫。幼虫发育过程中最显著的特征是蜕皮。线虫大小差异大，成虫雌雄异体，体不分节，左右对称。一般雄虫小于雌虫，且尾端结构具有明显特征。原体腔内有消化系统、生殖系统和神经系统，但无呼吸系统和循环系统。线虫卵在排出体外时可见内含一个尚未分裂的卵细胞，或卵细胞正在分裂中，或已发育成胚胎幼虫，有的线虫在产出前已形成幼虫（即卵胎生）。寄生于人体的线虫主要有似蚓蛔线虫（蛔虫）、毛首鞭形线虫（鞭虫）、十二指肠钩口线虫（十二指肠钩虫）、美洲板口线虫（美洲钩虫）、蠕形住肠线虫（蛲虫）等土源性线虫，以及班氏吴策线虫（班氏丝虫）和马来布鲁线虫（马来丝虫）、旋毛形线虫（旋毛虫）、广州管圆线虫等生物源性线虫。

一、似蚓蛔线虫（蛔虫）

（一）实验目的与要求

1. 掌握

掌握受精蛔虫卵、未受精蛔虫卵、无蛋白膜蛔虫卵的形态特征。

2. 熟悉

熟悉蛔虫成虫形态特征及其致病、粪便生理盐水直接涂片法。

3. 了解

了解蛔虫成虫内部解剖结构。

（二）实验内容

1. 自学标本

自学标本为镜下观察受精蛔虫卵、未受精蛔虫卵、无蛋白质膜蛔虫卵标本。

2. 示教标本

示教标本为镜下观察蛔虫唇瓣、感染期蛔虫卵、蛔虫病鼠肺标本，肉眼观察蛔虫成虫（♂、♀）、蛔虫成虫（♂、♀）解剖标本、蛔虫钻入阑尾、蛔虫性肠梗阻（浸制标本）。

3. 实验操作

实验操作采用粪便生理盐水直接涂片法。

（三）自学标本

1. 受精蛔虫卵

受精蛔虫卵呈宽椭圆形，大小为（45~75）μm×（35~50）μm，在蠕虫卵中属中等大小，卵壳厚，壳表面通常有一层凹凸不平的蛋白质膜，因受宿主胆汁染色呈棕黄色，卵内有一大而圆的卵细胞，卵细胞与卵壳之间具有两个新月形间隙（图2-2-1）。

2. 未受精蛔虫卵

未受精蛔虫卵呈长椭圆形，大小为（88~94）μm×（39~44）μm，有时其形状不甚规则，呈棕黄色，卵壳及蛋白质膜均较受精卵薄，卵内含有许多大小不等的折光性颗粒（图2-2-2）。

3. 无蛋白质膜蛔虫卵

受精卵和未受精卵排出体外后，有时其外面的蛋白质膜已脱落，此时虫卵无色透明，观察时应注意勿与其他虫卵和植物细胞相混淆（图2-2-3）。

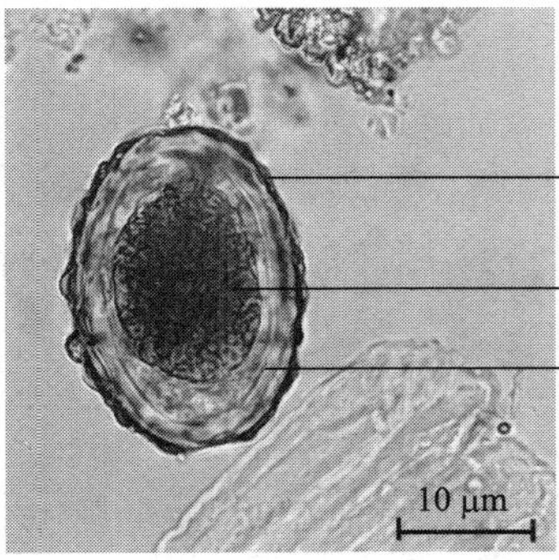

图 2-2-1 受精蛔虫卵（×400）

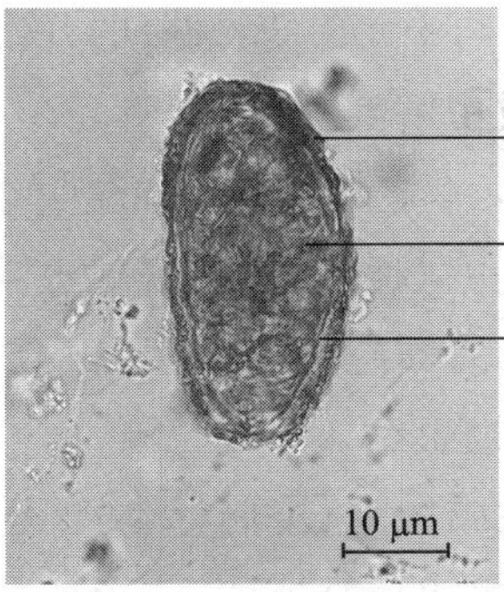

图 2-2-2 未受精蛔虫卵（×400）

（四）示教标本

1. 蛔虫唇瓣

虫体前端有“品”字形排列的唇瓣，唇瓣内缘具细齿，侧缘各有小乳突一对，为感觉器官。

2. 感染期蛔虫卵

受精卵排出体外，在外界经过一定时间可发育为感染期虫卵，卵内含一条卷曲的幼虫（图 2-2-4）。新鲜粪便中不能见到此虫卵。

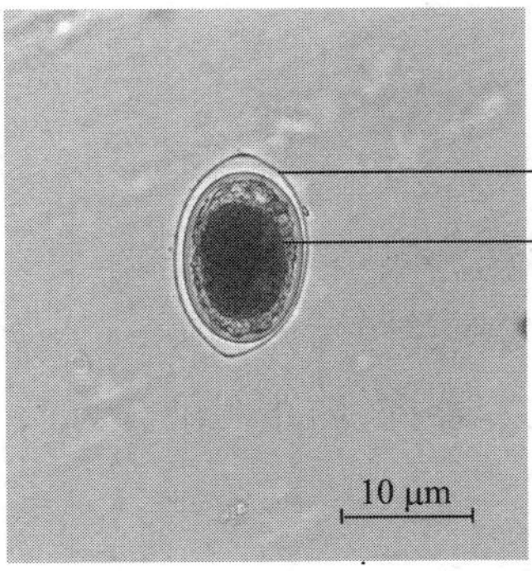

图 2-2-3 无蛋白质膜蛔虫卵（×400）

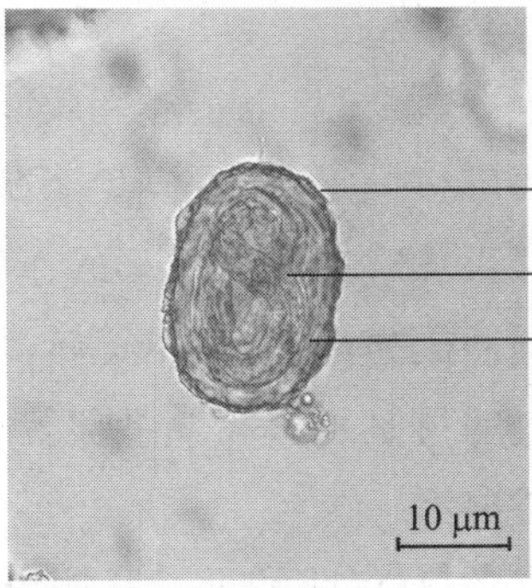

图 2-2-4 感染期蛔虫卵（×400）

3. 蛔虫病鼠肺标本

玻片标本镜下可见蛔虫的幼虫，周围可见大量的炎症细胞浸润（图 2-2-5）。

4. 蛔虫成虫

活蛔虫呈肉红色，死亡或经甲醛溶液固定后呈灰白色。虫体呈圆柱形，两端较细，体表光滑而有细纹。雌虫较大，长 20~35 cm，尾端尖细而直；雄虫较小，长 15~31 cm，尾端向腹侧卷曲，有一对镰状的交合刺。虫体前端有“品”字形排列的唇瓣。腹面有肛门（尾端）及雌虫阴

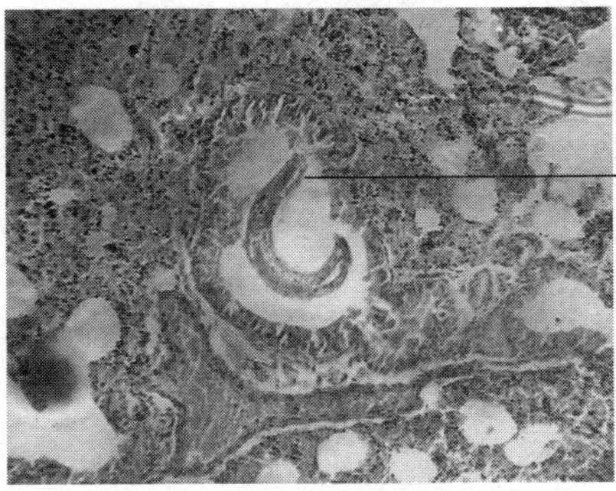

图 2-2-5 蛔虫病鼠肺标本（×400）

门（虫体前 1/3 与中 1/3 交界处）的开口。虫体两侧各有一条侧线。

5. 蛔虫成虫解剖标本

观察解剖标本主要了解蛔虫的消化器官和生殖器官特点。蛔虫雌虫的生殖器官为双管型，阴门位于虫体腹中部之前。蛔虫雄虫生殖器官为单管型，尾部有镰状交合刺一对。

6. 蛔虫钻入阑尾

镜下可见蛔虫钻入阑尾。

7. 蛔虫性肠梗阻（浸制标本）

镜下可见蛔虫扭结成团，完全或部分阻塞肠道。

（五）实验操作

粪便生理盐水直接涂片法为最常用的粪检方法。

1. 操作方法

取载玻片一张，在玻片中央滴生理盐水一滴，用竹签取火柴头大小的粪便，在生理盐水中混匀，摊开呈薄膜状；盖上盖玻片，先在低倍镜下观察，发现可疑物再转高倍镜观察；观察完毕后，将玻片放入消毒缸中处理。

2. 注意事项

（1）玻片应清洁无油，拿玻片时应用手指夹着玻片的边缘，勿以指面接触玻片面，以避免油渍污染。

（2）粪膜厚薄适当，以透过粪膜能见到书本上的字迹为宜。

（3）观察应按一定顺序，以免遗漏。

（4）天气炎热时要注意观察的速度，以防粪膜干燥，影响结果的观察。

（5）正确使用显微镜，低倍镜转高倍镜时须注意勿使粪膜污染镜头。

（6）用过的竹签、玻片、粪纸包等务必投入指定的容器内，防止污染。

（六）实验报告

1. 绘制受精蛔虫卵和未受精蛔虫卵图。

2. 描述粪便生理盐水直接涂片法操作过程及观察结果。

二、毛首鞭形线虫（鞭虫）

（一）实验目的与要求

1. 掌握

掌握鞭虫卵的形态特征。

2. 熟悉

熟悉鞭虫成虫形态特征及其致病。

（二）实验内容

1. 自学标本

自学标本为镜下观察鞭虫卵。

2. 示教标本

示教标本为镜下观察鞭虫雌虫、雄虫玻片标本。肉眼观察鞭虫寄生于肠壁，鞭虫成虫浸制标本。

(三) 自学标本

自学标本以鞭虫卵为例。

鞭虫卵的形状似腰鼓，大小为(50~54)μm×(22~23)μm(中等偏小)，呈棕黄色，卵壳厚，在卵的两端各有塞状透明栓一个，在新鲜粪便中所见到的虫卵内含一个卵细胞(图 2-2-6)。

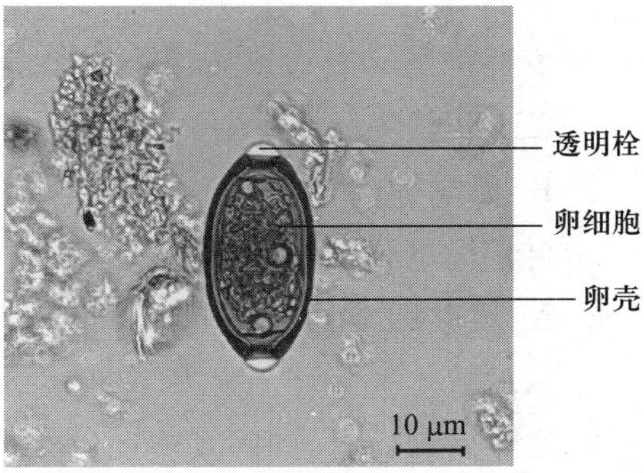

图 2-2-6　鞭虫卵(×400)

(四) 示教标本

1. 鞭虫成虫

直接用肉眼观察鞭虫成虫的外部形态特征，形似马鞭状，虫体的前部细长，约占虫体的 3/5，后部较粗，呈灰白色。雌虫较长，尾端不弯曲；雄虫较短，尾向腹面呈 360° 卷曲，有交合刺一根(图 2-2-7)。

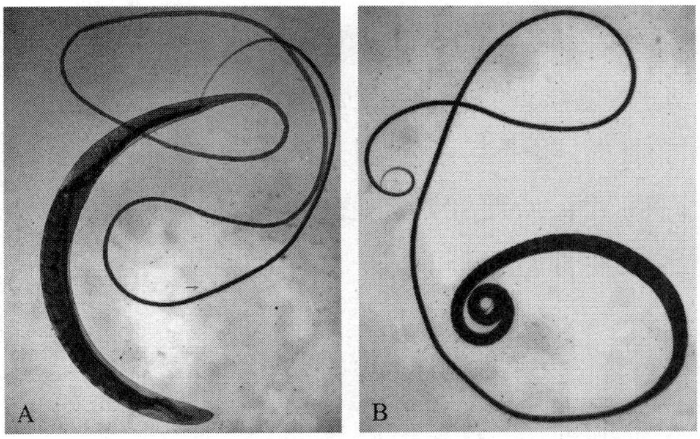

图 2-2-7　鞭虫成虫

A. 雌虫　B. 雄虫

2. 鞭虫寄生于肠壁

鞭虫寄生于宿主大肠，虫体前端插入肠壁(注意鞭虫的寄生方式)。

(五) 实验报告

绘制鞭虫卵图。

三、十二指肠钩口线虫(十二指肠钩虫)和美洲板口线虫(美洲钩虫)

(一) 实验目的与要求

1. 掌握

掌握钩虫卵、两种钩虫口囊的形态特征。

2. 熟悉

熟悉两种钩虫成虫的外部形态特征和鉴别要点，饱和盐水浮聚法的原理和操作步骤。

3. 了解

了解钩虫成虫与致病相关的形态学特性。

（二）实验内容

1. 自学标本

自学标本为镜下观察钩虫卵、十二指肠钩虫口囊、美洲钩虫口囊。

2. 示教标本

示教标本为镜下观察两种钩虫的交合伞、背辐肋、交合刺和尾刺，钩虫成虫寄生于肠腔的病理标本，肉眼观察两种钩虫成虫浸液固定标本。

3. 实验操作

实验操作为饱和盐水浮聚法检查钩虫卵。

（三）自学标本

1. 钩虫卵

十二指肠钩虫卵和美洲钩虫卵在光学显微镜下形态相似，难以区别，不能鉴别虫种，统称为钩虫卵（图 2-2-8）。

钩虫卵呈椭圆形，大小为（56~76）μm×（36~40）μm。卵壳薄、无色透明。新鲜粪便中，虫卵内一般含 2~4 个卵细胞，卵壳与细胞团之间有明显的间隙。放置时间较长或便秘者的粪便中，因卵细胞的持续分裂和发育，虫卵可处于多细胞期（桑葚期）或幼虫期。

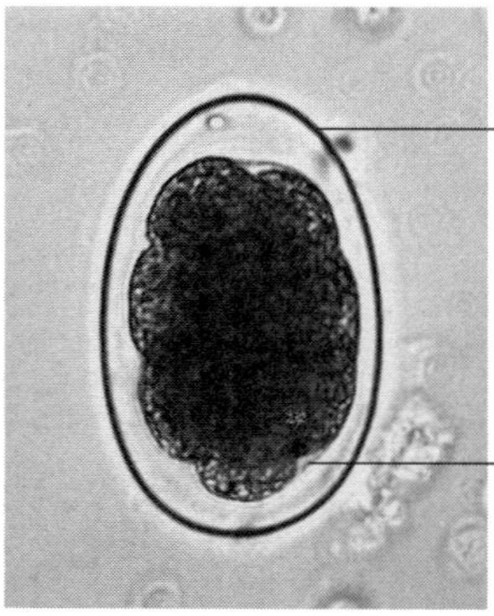

图 2-2-8 钩虫卵（×400）

2. 钩虫口囊

口囊位于钩虫成虫的前端，为发达的角质口囊，是两种钩虫虫种鉴别的重要依据。

（1）十二指肠钩虫口囊 较大，呈扁卵圆形，其腹侧前缘有两对三角形钩齿（图 2-2-9）。

（2）美洲钩虫口囊 较小，呈卵圆形，其腹侧前缘有一对扁平的半月形板齿（图 2-2-10）。

（四）示教标本

1. 两种钩虫的雌、雄成虫

浸液固定标本，比较两种钩虫成虫的大小、体型和体态差异（图 2-2-11）。

（1）十二指肠钩虫 雌虫为（10~13）mm×0.6 mm，雄虫为（8~11）mm×（0.4~0.5）mm。虫体呈“C”形，体前端和尾端均向背侧弯曲。

（2）美洲钩虫 雌虫为（9~11）mm×0.4 mm，雄虫为（7~9）mm×0.3 mm。虫体

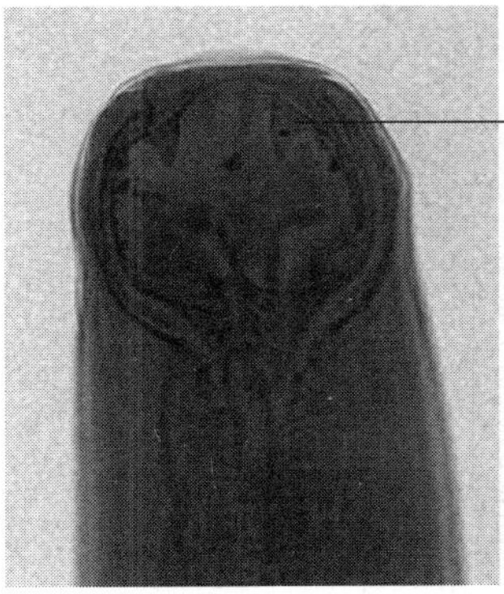

图 2-2-9 十二指肠钩虫口囊(盐酸卡红染色,×100)

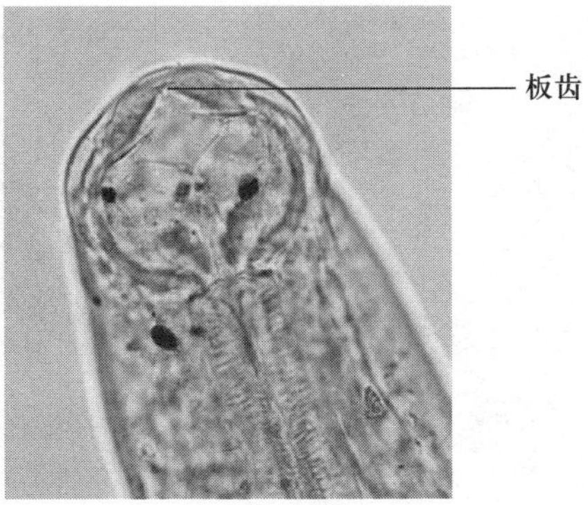

图 2-2-10 美洲钩虫口囊(×100)

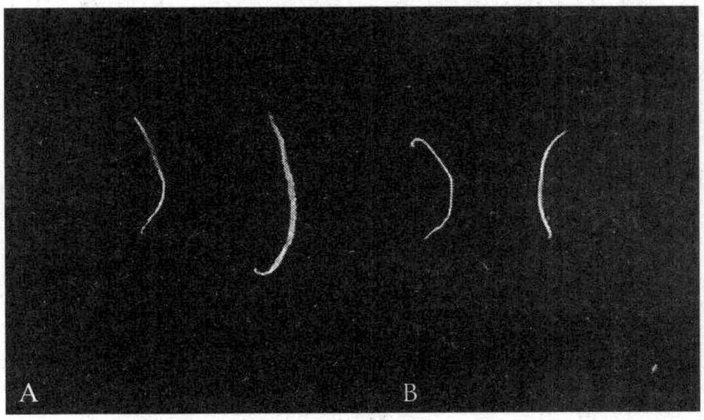

图 2-2-11 钩虫成虫

A. 美洲钩虫 B. 十二指肠钩虫

呈“S”形,体前端向背侧弯曲,尾端向腹侧弯曲。

2. 钩虫成虫在肠壁寄生的病理标本

观察成虫通过口囊咬附在肠壁的寄生现象,浸液固定标本(图 2-2-12)。

3. 两种钩虫(雄虫)交合伞

交合伞位于雄虫的末端,为由角皮向后延伸形成的膜质结构,内有多个肌肉性指状辐肋,按其部位分为背辐肋、腹辐肋和侧辐肋。背辐肋的形态和分支数可作为虫种鉴别依据(图 2-2-13)。

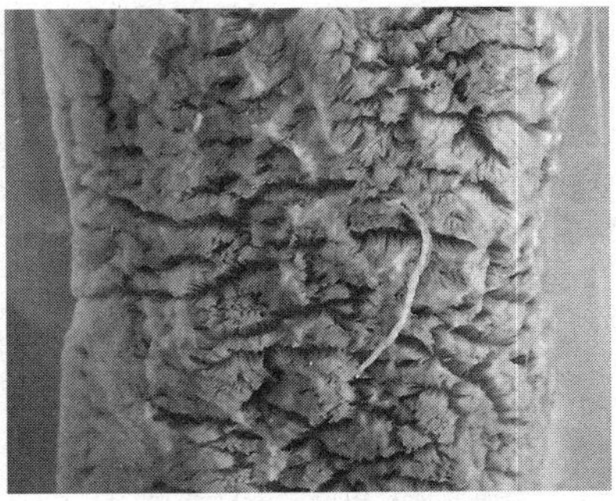

图 2-2-12 寄生在肠壁的钩虫成虫

(1)十二指肠钩虫 交合伞张开呈卵圆形,略圆。其背辐肋在远端分两支,每支又分三小支。

(2)美洲钩虫 交合伞张开后似扇形,略扁。其背辐肋在基部即分两支,每支又分两小支。

(五)实验操作

选取的实验方法主要为饱和盐水浮聚法检查钩虫卵。

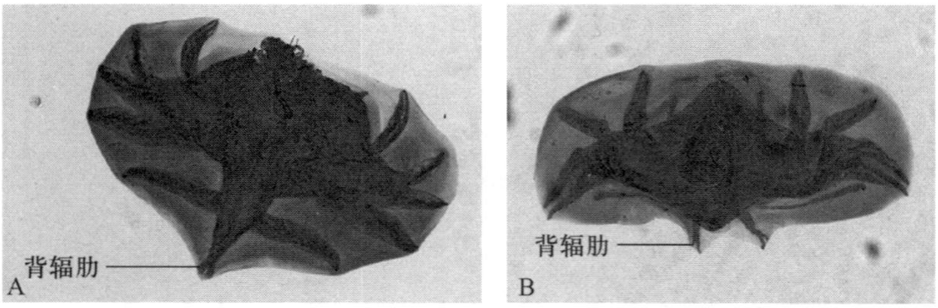

图 2-2-13 两种钩虫交合伞(盐酸卡红染色,×100)

A. 十二指肠钩虫 B. 美洲钩虫

1. 实验原理

利用饱和盐水比重(1.175~1.200)大于钩虫卵比重(1.055~1.080)的特点,使虫卵漂浮、富集于盐水表面,达到浓集虫卵、方便镜检的目的。该法是钩虫卵的首选检查方法。

2. 操作方法

向青霉素瓶中加入少量饱和盐水,用竹签挑取绿豆或黄豆大小的粪便加入盐水中,调匀粪样后,向瓶中倒入饱和盐水至接近瓶口。换用滴管,继续滴加饱和盐水至液面略高于瓶口,以不溢出为止。取一张载玻片覆于瓶口之上,静置 15 min(图 2-2-14)。将载玻片迅速提起并翻转,加盖玻片后镜检虫卵。

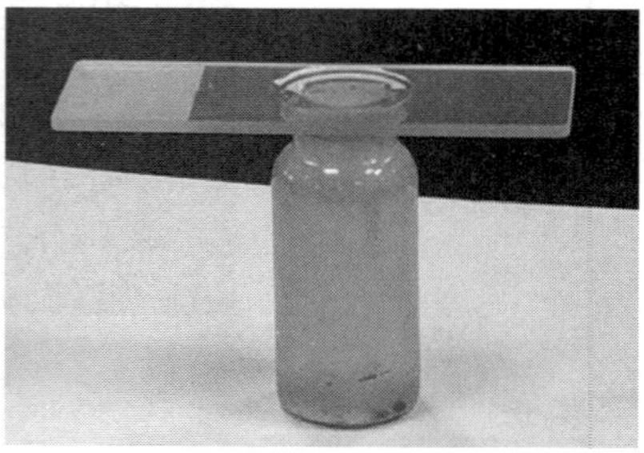

图 2-2-14 饱和盐水浮聚法

3. 饱和盐水的配制

取适量自来水加热至沸腾,向沸水中缓慢加入食盐,边加边用玻棒搅拌,直至食盐不再溶解为止;冷却后取上层溶液即为饱和盐水。

(六) 实验报告

1. 绘制钩虫卵图。
2. 简述饱和盐水浮聚法的实验原理、操作方法,观察并分析结果。

四、蠕形住肠线虫(蛲虫)

(一) 实验目的与要求

1. 掌握

掌握蛲虫卵的形态特征。

2. 熟悉

熟悉蛲虫成虫的形态特征。

3. 了解

了解肛门拭子法检查蛲虫卵。

（二）实验内容

1. 自学标本

自学标本为镜下观察蛲虫卵。

2. 示教标本

示教标本为镜下观察蛲虫雌、雄虫的形态。

（三）自学标本

自学标本以蛲虫卵为例。

蛲虫卵无色透明，长椭圆形，大小为（50~60）μm×（20~30）μm。卵壳较厚，由脂层和壳质层组成，两侧不对称，一侧较平坦，另一侧稍凸起，似大写字母“D”。卵壳内为一卷曲的幼虫（图 2-2-15）。

（四）示教标本

示教标本以蛲虫雌虫为例。

虫体细小似针状，大小为（8~13）mm×（0.3~0.5）mm。前端角皮膨大形成头翼，咽管末端膨大形成咽管球。虫体中部膨大；尾端直而尖细，约占虫体体长的 1/3。生殖器官为双管型，阴门开口于虫体前、中 1/3 交界处腹面中线上（图 2-2-16）。

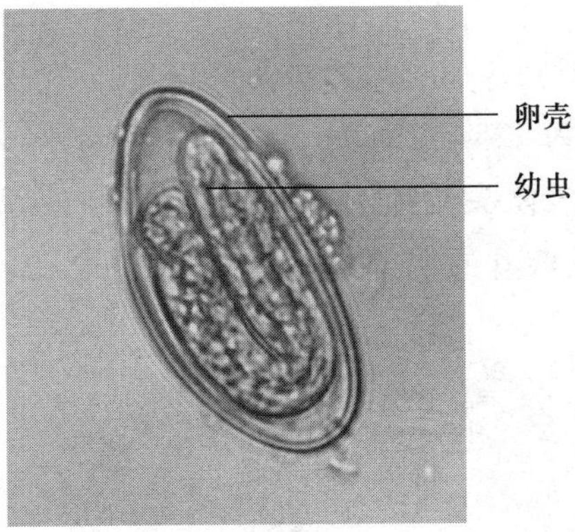

图 2-2-15　蛲虫卵（×400）

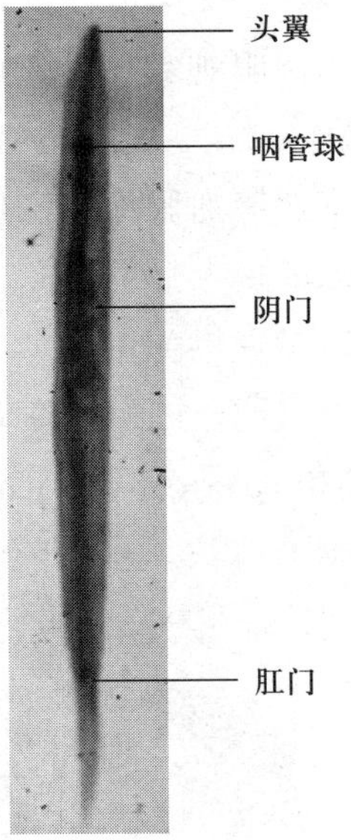

图 2-2-16　蛲虫雌虫（盐酸卡红染色，×10）

（五）实验操作

选取的实验操作主要为肛门拭子法（透明胶纸法）。

1. 实验原理

根据蛲虫雌虫于夜间在患者肛门周围产卵的特性，使用透明胶纸黏附肛周虫卵进行镜检。该方法是蛲虫卵的首选检查方法。

2. 操作方法

取 6 cm×2 cm 的透明胶纸，以黏胶面粘连被检者肛门周围皮肤，随后将黏胶面平贴于洁净的载玻片上，镜检虫卵。

（六）实验报告

绘制蛲虫卵图。

五、班氏吴策线虫（班氏丝虫）和马来布鲁线虫（马来丝虫）

（一）实验目的与要求

1. 掌握

掌握班氏丝虫和马来丝虫微丝蚴的形态特征及丝虫病原学诊断方法。

2. 了解

了解班氏丝虫和马来丝虫的形态鉴定。

（二）实验内容

1. 自学标本

自学标本为镜下观察班氏丝虫微丝蚴和马来丝虫微丝蚴。

2. 示教标本

示教标本为肉眼观察班氏丝虫和马来丝虫成虫虫体（浸制标本）。

3. 实验操作

实验操作采用厚血膜涂片法检测丝虫微丝蚴。

（三）自学标本

自学标本以微丝蚴为例。

虫体细长，班氏丝虫微丝蚴大小为（244~296）μm×（5~7）μm，马来丝虫微丝蚴大小为（177~230）μm×（5~6）μm。虫体头端钝圆，尾端尖细，外有鞘膜。体内含多个近圆形或椭圆形体核。虫体前端无核且透明部位为头间隙（图 2-2-17）。两种微丝蚴的形态鉴别特征见表 2-2-1。

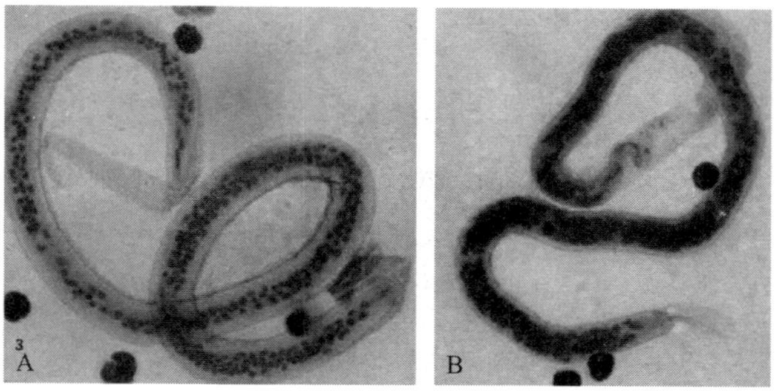

图 2-2-17　班氏丝虫微丝蚴和马来丝虫微丝蚴
（苏木素染色，×400）
A. 班氏丝虫微丝蚴　B. 马来丝虫微丝蚴

表 2-2-1 班氏丝虫微丝蚴和马来丝虫微丝蚴的形态鉴别特征

鉴别点	班氏丝虫微丝蚴	马来丝虫微丝蚴
形态	弯曲柔和	弯曲僵硬
头间隙(长宽比)	约 1∶1	约 2∶1
体核	较小,排列疏松,分布均匀	较大,排列紧密甚至重叠
尾核	无	2 个,前后排列

(四) 示教标本

1. 成虫

班氏丝虫和马来丝虫成虫(浸制标本):两种丝虫成虫外部形态特征相近。虫体细长,呈乳白色,雌虫大于雄虫,雄虫尾端向腹面卷曲 2~3 圈;雌虫末端钝圆,略向腹面弯曲。班氏丝虫雌虫长 59~105 mm,雄虫长 28~42 mm。马来丝虫较班氏丝虫小,雌虫长 40~69 mm,雄虫长 14~28 mm。

2. 丝虫病患者照片

可见丝虫病患者出现下肢橡皮肿或睾丸鞘膜积液。

(五) 实验操作

选取的实验方法主要为厚血膜涂片法。

1. 消毒

用 75% 乙醇棉球消毒采血针和受检者耳垂皮肤。

2. 采血

用一只手的拇指和示指捏住耳垂上缘,另一只手持采血针迅速刺入耳垂约 3 mm,待血液流出或轻轻挤出 3 滴血,滴于洁净载玻片上。采血完毕用干棉球轻压伤口止血。

3. 涂片

用另一块载玻片的一角,将血由内向外旋转涂布,制成厚薄均匀、直径约 1.5 cm 的圆形血膜。

4. 晾干

将涂有厚血膜的载玻片平置,于 25℃室温中晾干(如室温较低,也可置于温箱中晾干)。

5. 溶血

在充分晾干的血膜上滴加数滴自来水或蒸馏水,轻柔晃动玻片,待血膜呈灰白色,用洗瓶或自来水龙头,以小水量清洗溶血后的血膜。如上操作后晾干。

6. 固定

用甲醇固定 2 min。

7. 染色

在血膜上滴加吉姆萨染液至覆盖血膜全部区域,染色 30 min。

8. 观察

在高倍镜或油镜下镜检观察。

（六）实验报告

绘制班氏丝虫微丝蚴和马来丝虫微丝蚴图。

六、旋毛形线虫（旋毛虫）

（一）实验目的与要求

1. 掌握

掌握旋毛虫的病原学诊断方法和致病机制。

2. 了解

了解旋毛虫幼虫囊包的形态鉴定。

（二）实验内容

1. 自学标本

自学标本为镜下观察旋毛虫幼虫囊包。

2. 实验操作

实验操作为动物感染旋毛虫和解剖实验。

（三）自学标本

自学标本以旋毛虫幼虫囊包为例。

旋毛虫幼虫囊包呈梭形，大小为（0.25~0.5）mm ×（0.21~0.42）mm，寄生于宿主骨骼肌细胞内（图 2–2–18）。一个幼虫囊包中往往寄生有 1~2 条卷曲的幼虫，多者达 6~7 条。

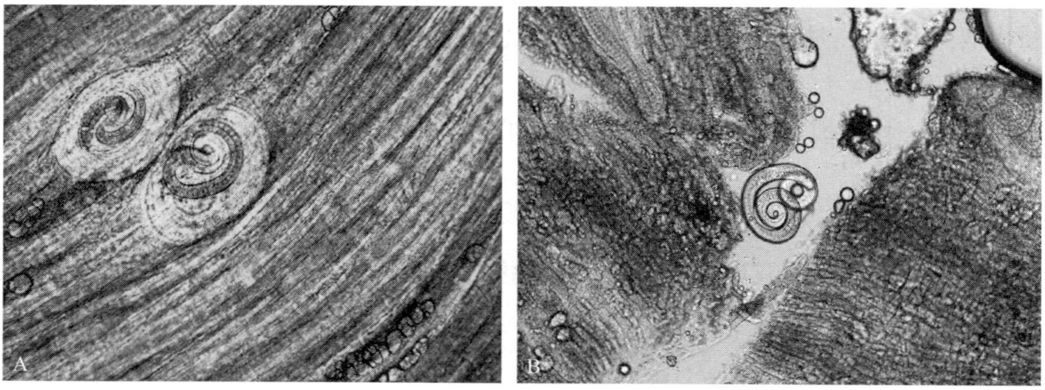

图 2–2–18 旋毛虫幼虫囊包和脱囊幼虫（×100）

A. 幼虫囊包 B. 脱囊幼虫

（四）实验操作

选取的实验操作为动物感染旋毛虫和解剖实验。

1. 感染

引颈脱臼处死已感染旋毛虫 6 周的阳性昆明小鼠，解剖，取其大腿肌肉，剪碎至米粒大小。镜检计数幼虫囊包及囊包中幼虫数目。将总计含有30条幼虫的肌肉经口饲喂健康昆明小鼠，饲养6周。

2. 解剖

引颈脱臼处死感染旋毛虫6周的阳性昆明小鼠，解剖。

3. 压片

分别取米粒大小的颊肌、心肌、膈肌、大腿肌肉各一块，依次置于一块洁净载玻片上，用另一块洁净载玻片进行压片，在显微镜下查找幼虫囊包。

4. 查找成虫

取小鼠小肠，解剖剪剪开后用生理盐水洗涤并轻刮小肠黏膜，用吸管吸取洗涤液沉渣置于载玻片上，在显微镜下查找成虫。

5. 观察

低倍镜和高倍镜下镜检观察幼虫囊包和成虫。

注意事项：操作中全程做好个人防护，防止学生被感染。实验结束后，小鼠尸体、肉块、实验器械和载玻片等均于沸水中煮30 min，清洗实验器械和载玻片并高压消毒。阳性小鼠尸体送实验动物中心焚烧炉处理。

（五）实验报告

1. 绘制旋毛虫幼虫囊包图。
2. 撰写动物感染旋毛虫和解剖实验报告。

（张祖萍　明珍平　吕志跃）

第三节 吸 虫

吸虫（trematode）属于扁形动物门吸虫纲，主要虫种包括华支睾吸虫（*Clonorchis sinensis*）、布氏姜片吸虫（*Fasciolopsis buski*）、卫氏并殖吸虫（*Paragonimus westermani*）、斯氏并殖吸虫（*Paragonimus skrjabini*）、日本血吸虫（*Schistosoma japonicum*）等。大多数吸虫为雌雄同体，仅裂体属吸虫为雌雄异体。

吸虫主要寄生于组织器官内。粪便、体液、十二指肠液或痰液中可检获吸虫虫卵，此外多种免疫检测方法如酶联免疫吸附试验、间接血凝试验和环卵沉淀试验等均具有重要的辅助诊断价值。

一、华支睾吸虫

华支睾吸虫又称肝吸虫（liver fluke），成虫寄生于人体的肝胆管内，引起以胆管疾病为主的肝吸虫病。

华支睾吸虫生活史复杂，为典型的复殖吸虫生活史，包括成虫、虫卵、毛蚴、胞蚴、雷蚴、尾蚴、囊蚴和后尾蚴等阶段。终末宿主为人及肉食哺乳动物（猫、犬等），第一中间宿主为淡水螺，第二中间宿主为淡水鱼、虾。

囊蚴感染人后在肝胆管发育成成虫，导致急性或慢性肝吸虫病。实验室以检获华支睾吸虫卵为确诊依据。常用的病原学检查方法有改良加藤厚涂片法、醛醚离心沉淀法等。辅助诊断方法包括免疫学试验、分子生物学检查和影像学检查等。

（一）实验目的与要求

1. 掌握

掌握肝吸虫卵的形态特征。

2. 熟悉

熟悉肝吸虫成虫形态特征和主要的实验诊断方法。

3. 了解

了解肝吸虫生活史各期幼虫和中间宿主。肝吸虫感染动物模型的建立。

（二）实验内容

1. 自学标本

自学标本为镜下观察肝吸虫卵、肝吸虫成虫。

2. 示教标本

示教标本为镜下观察肝吸虫毛蚴、胞蚴、雷蚴、囊蚴，肉眼观察第一中间宿主、第二中间宿主及肝吸虫成虫寄生于肝胆管标本（浸制标本）。

3. 实验操作

实验操作为醛醚离心沉淀法和肝吸虫感染动物模型的建立。

（三）自学标本

1. 虫卵

虫卵呈黄褐色，大小为 29 μm×17 μm，形似芝麻，壳厚，前端较窄，有卵盖，与卵盖相接处卵壳稍有突起，为肩峰，后端钝圆，有一疣状突起，卵内含发育成熟的毛蚴（图 2-3-1）。光学显微镜下，肝吸虫卵与异形类吸虫及灵芝孢子在形态上极为相似，应根据各自形态特征加以鉴别。

2. 成虫

成虫雌雄同体，体型狭长，形似葵花籽仁，大小为（10~25）mm×（3~5）mm。背腹扁平，前端狭窄，后端钝圆。口吸盘位于虫体前端，腹吸盘比口吸盘小，位于虫体前1/5 处。睾丸分支状，前后排列于虫体后 1/3 处，卵巢位于睾丸前，受精囊在睾丸和卵巢之间，呈椭圆形，与输卵管相通，向前为子宫，盘曲在卵巢和腹吸盘之间，内充满虫卵，卵黄腺位于虫体两侧。肠支沿虫体两侧直达后端，末端为盲端（图 2-3-2）。

（四）示教标本

1. 各期蚴虫玻片标本

（1）胞蚴　呈袋状，由毛蚴发育而来，不活动，内含许多胚细胞团或雷蚴（图 2-3-3）。

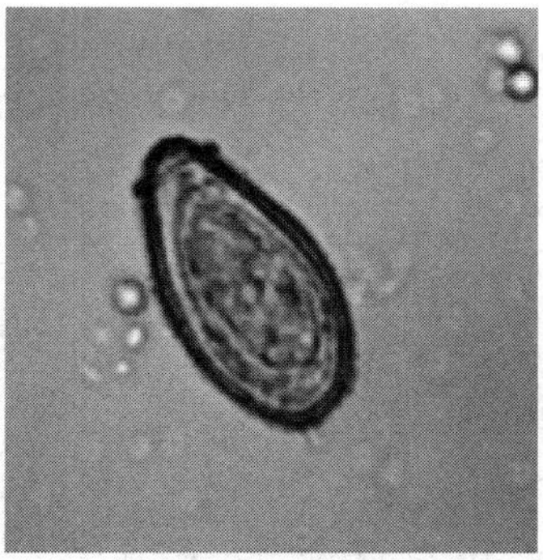

图 2-3-1　肝吸虫虫卵(×400)

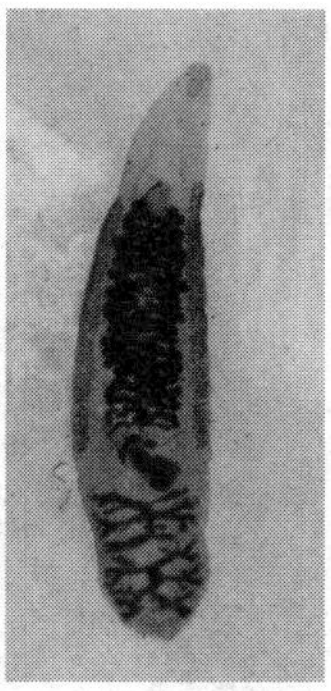

图 2-3-2　肝吸虫成虫(苏木素染色,×20)

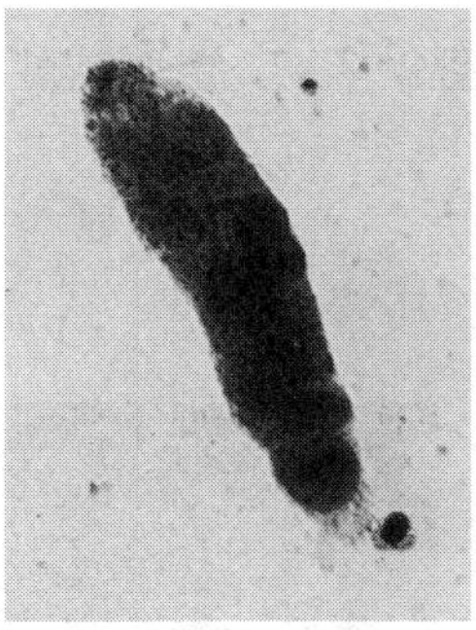

图 2-3-3　肝吸虫胞蚴(盐酸卡红染色,×100)

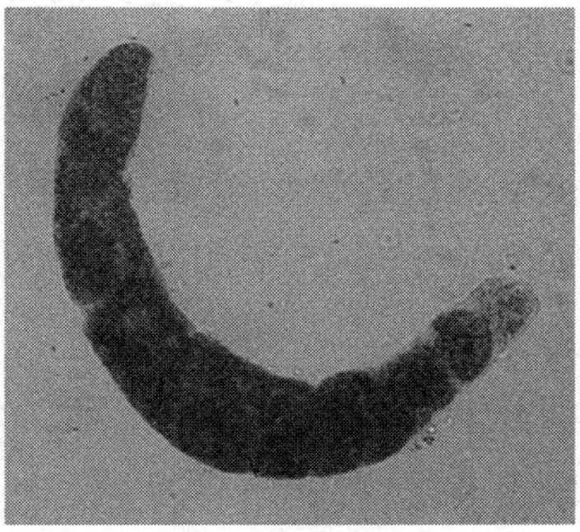

图 2-3-4　肝吸虫雷蚴(盐酸卡红染色,×100)

(2) 雷蚴　呈袋状,与胞蚴相似,一端可见口、咽及原肠,内有许多胚细胞、胚团和正在发育的尾蚴(图 2-3-4)。

(3) 尾蚴　略呈烟斗状,分体部和尾部,体部呈长椭圆形,前端背部有棕黑色眼点,有口、腹吸盘。尾长,为体部的 2~3 倍,背、腹面有鳍,故称鳍尾尾蚴(图 2-3-5)。

(4) 囊蚴　呈椭圆形,囊壁较厚,分内外两层,内含一幼虫,盘曲于囊内,可见口、腹吸盘及充满黑色颗粒的排泄囊(图 2-3-6)。

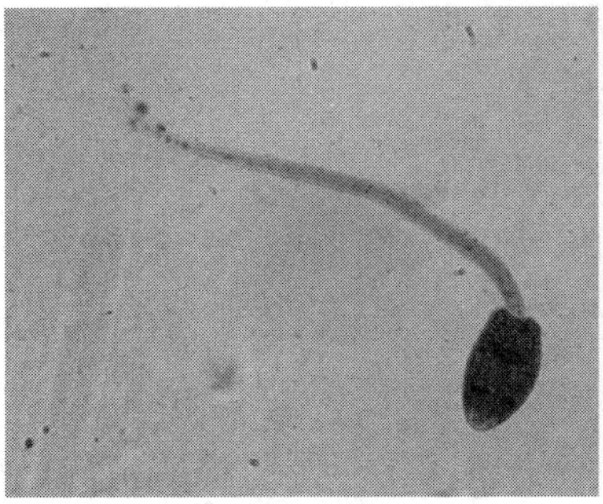

图 2-3-5　肝吸虫尾蚴(盐酸卡红染色,×100)

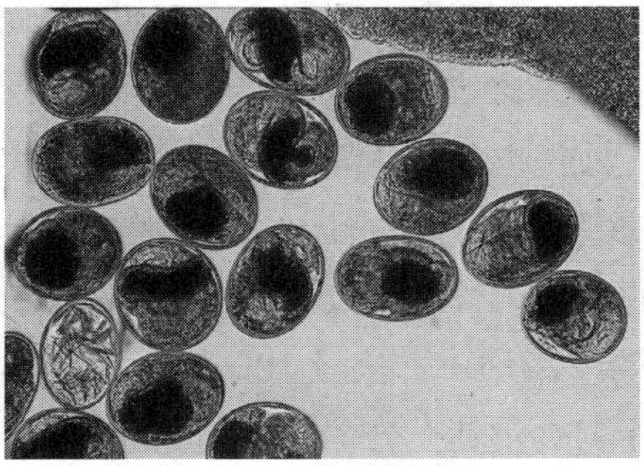

图 2-3-6　肝吸虫囊蚴(×100)

2. 中间宿主大体标本

（1）第一中间宿主 豆螺、沼螺，灰白色，壳光滑，螺层少（图 2-3-7）。

（2）第二中间宿主 淡水鲤科鱼、麦穗鱼和虾（图 2-3-8）。

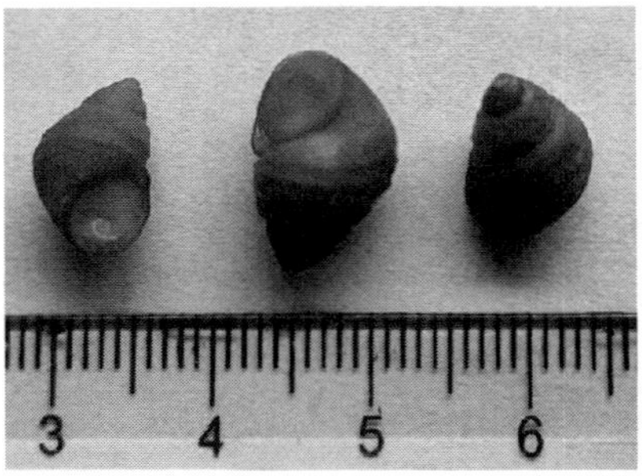

图 2-3-7 沼螺

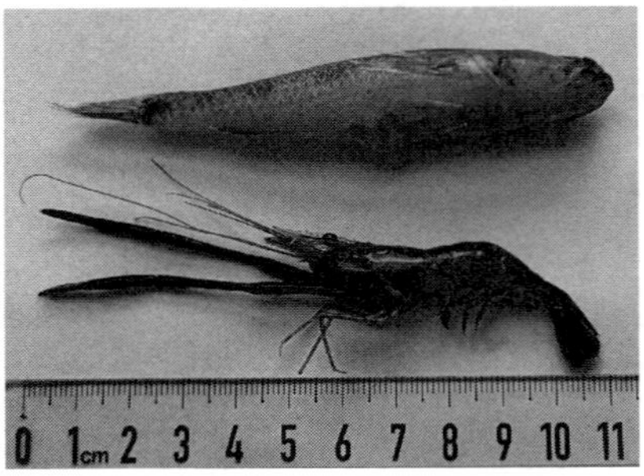

图 2-3-8 淡水鱼、虾

3. 成虫寄生肝胆管病理标本观察

肉眼观察成虫寄生于胆管内，肝胆管堵塞及其管壁增厚，结缔组织增生（图 2-3-9）。

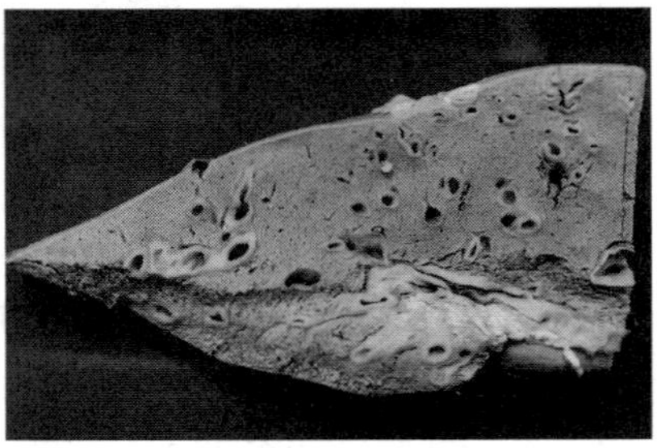

图 2-3-9 肝吸虫成虫寄生于肝胆管

（五）实验操作

1. 醛醚离心沉淀法

操作方法：取 1~2 g 粪便和 10 mL 生理盐水在试管中充分混匀，经两层纱布过滤，将过滤后的粪液离心 3 min（1 500 r/min），弃上清液，在沉渣中再加水重复离心一次，弃上清液，在沉渣中加入 10% 甲醛 7 mL，静置 5 min 上后加乙醚 3 mL，紧塞管口，充分摇匀，取下管口塞，离心 5 min，管内液体自上而下分为乙醚、杂质、甲醛透明层、沉渣 4 层，用玻璃棒沿管壁分离杂质，倾去上 3 层液体，取试管底沉渣镜检。醛醚离心沉淀法也适用于原虫包囊的检查。

2. 肝吸虫感染动物模型的建立

（1）目的与意义 通过建立肝吸虫病动物模型，观察其寄生部位和致病特点，并为肝吸虫病的教学、科研和诊断提供标本或材料。

（2）操作方法 ①动物选择：常用的实验动物有猫、犬、大鼠、豚鼠和兔等。②囊蚴收集：取肝吸虫病流行区的新鲜活淡水鱼（如麦穗鱼），将经压片检查确定含有肝吸虫囊蚴的鱼肉用绞肉机绞碎，称重后放入三角烧瓶内按 1∶5 或 1∶10 的比例加入消化液（胃蛋白酶 10 g，盐酸 10 mL，生理盐水 1 000 mL），置 37℃温箱 12 h，期间用玻璃棒搅拌多次使其充分消化。消化完成后倾去上层消化液，保留沉渣，加入适量生理盐水稀释，通过 40~60 目铜筛过滤于 500 mL 量杯中。静置 1 h，倾去上清液。再加入适量生理盐水，静置 30 min 后倾去上清液。依此法经数次清洗沉淀，直至上液澄清为止。沉渣倾入培养皿中，在解剖镜下吸取囊蚴于小凹皿中备用。③动物感染：将囊蚴拌入饲料中喂食或直接经口插管注入胃内。感染囊蚴的数量，因动物大小而异，以 200~400 个为宜。动物感染至少 1 个月后，方可在其粪便内检获虫卵。

（六）实验报告

绘制肝吸虫卵图。

二、卫氏并殖吸虫和斯氏并殖吸虫

卫氏并殖吸虫又称肺吸虫，成虫主要寄生于宿主的肺引起肺型并殖吸虫病，简称肺吸虫病。斯氏并殖吸虫主要引起人体皮肤幼虫移行症与内脏幼虫移行症。

卫氏并殖吸虫生活史包括成虫、虫卵、毛蚴、胞蚴、母雷蚴、子雷蚴、尾蚴、囊蚴、童虫等发育阶段。终末宿主为人及肉食哺乳动物，第一中间宿主为川卷螺，第二中间宿主为淡水蟹和蝲蛄。斯氏并殖吸虫生活史与卫氏并殖吸虫相似，果子狸、家猫、犬等动物是该虫的终末宿主。

肺吸虫可造成人体多组织、多器官、多部位损害，临床表现复杂而多样。实验室检查方法有痰液和粪便检查，检查见成虫或虫卵为确诊依据。胸肺型、脑和脊髓型肺吸虫病患者可用 X 线、CT、磁共振成像和 B 超检查以辅助诊断。斯氏并殖吸虫病的诊断依据主要是手术切除并做活组织检查。

（一）实验目的与要求

1. 掌握

掌握卫氏并殖吸虫虫卵、成虫的形态特征。

2. 熟悉

熟悉消化沉淀法的操作技术。

3. 了解

了解斯氏并殖吸虫成虫形态特征，两种并殖吸虫的中间宿主。

（二）实验内容

1. 自学标本

自学标本为镜下观察卫氏并殖吸虫卵和成虫，斯氏并殖吸虫成虫。

2. 示教标本

示教标本为肉眼观察卫氏并殖吸虫成虫、斯氏并殖吸虫成虫、成虫寄生于肺部的病理标本、卫氏并殖吸虫和斯氏并殖吸虫的中间宿主（浸制标本）。

3. 实验操作

实验操作为痰液查卫氏并殖吸虫虫卵。

（三）自学标本

1. 卫氏并殖吸虫虫卵

卫氏并殖吸虫虫卵呈不规则椭圆形，金黄色，大小为（80~118）μm×（48~60）μm。

虫卵前端较宽，后端稍窄。卵盖大而明显，常倾斜，卵壳厚薄不均匀，后端明显增厚。卵内含一个卵细胞和十余个卵黄细胞。卵细胞常位于虫卵中央略偏前部（图 2–3–10）。

2. 卫氏并殖吸虫成虫

卫氏并殖吸虫成虫呈椭圆形，口吸盘位于虫体前端，腹吸盘位于体中横线之前，两者大小略同。肠管分为左右两支，呈弯曲状沿虫体两侧向后延伸至虫体后端，末端为盲端。卵巢分叶，呈指状，与盘曲的子宫左右并列于腹吸盘稍后的两侧。两个指状分支的睾丸左右并列于虫体后 1/3 处。卵黄腺滤泡状，密布于虫体两侧。在虫体中央可见明显的排泄囊，排泄孔开口于虫体末端（图 2–3–11）。

3. 斯氏并殖吸虫成虫

斯氏并殖吸虫成虫虫体窄长，呈梭形，两端稍尖，腹吸盘位于体前约 1/3 处，略大于口吸盘。卵巢位于腹吸盘后侧，分支细而多，形如珊瑚。睾丸两个，左右并列，为长形且有分支（图 2–3–12）。

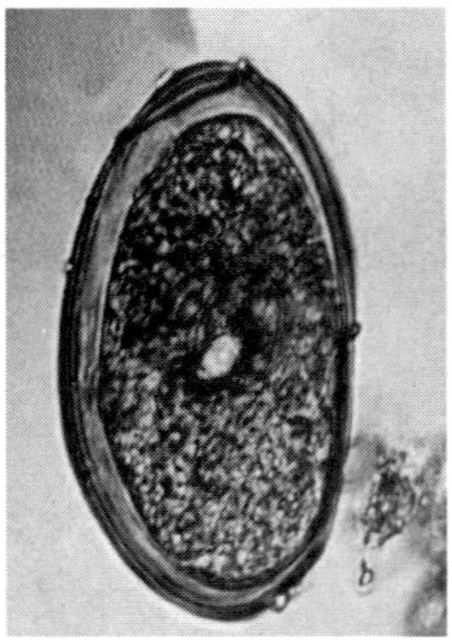

图 2–3–10 卫氏并殖吸虫卵（×400）

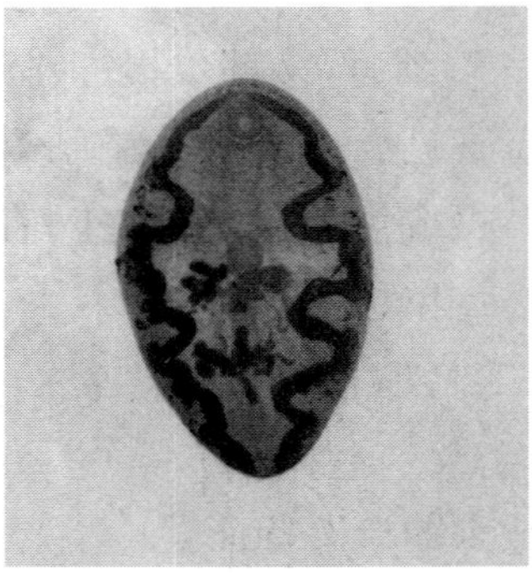

图 2–3–11 卫氏并殖吸虫成虫（盐酸卡红染色，×40）

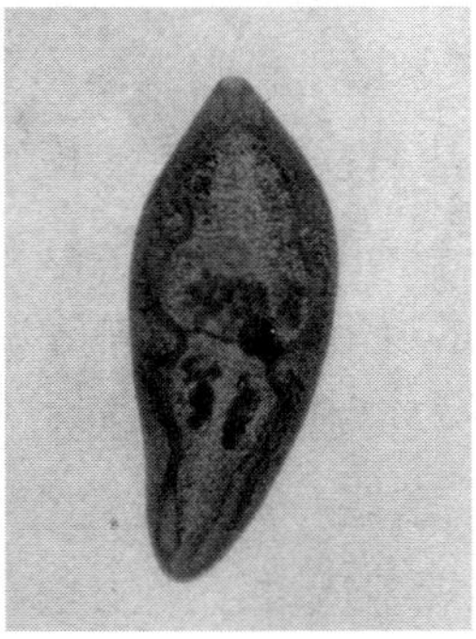

图 2–3–12 斯氏并殖吸虫成虫（盐酸卡红染色，×20）

（四）示教标本

1. 卫氏并殖吸虫成虫（浸制标本）

肉眼观察外部形态，卫氏并殖吸虫成虫虫体肥厚呈椭圆形，背面略隆起，腹部扁平，似半粒花生，活虫呈红褐色，经甲醛溶液固定后呈灰褐色。在腹面中央稍前方，可见一点状腹吸盘，其他结构不易见到。

2. 斯氏并殖吸虫成虫（浸制标本）

肉眼观察外部形态，斯氏并殖吸虫成虫虫体狭长，两端较尖，呈梭形，虫体最宽处约在虫体前 1/3 或稍后。口腹吸盘分别在虫体顶端和虫体上部隐约可见。

3. 卫氏并殖吸虫中间宿主大体标本

（1）第一中间宿主　为川卷螺，呈黑褐色，螺层粗大，壳厚不光滑，螺尖常因水流与石头撞击而破损（图 2–3–13）。

（2）第二中间宿主　为溪蟹（图 2–3–14）、蝲蛄（图 2–3–15）。

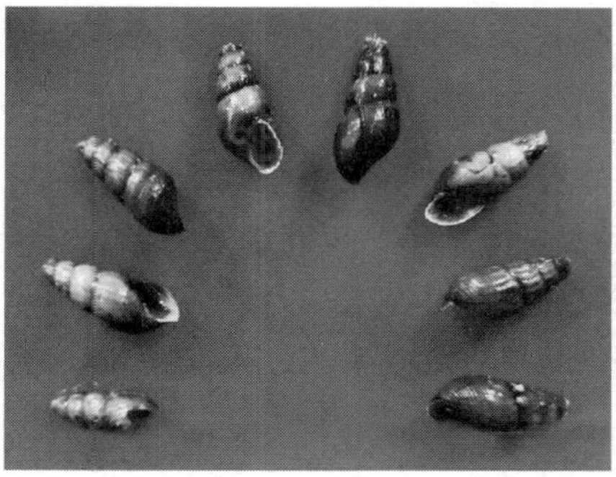

图 2-3-13 川卷螺

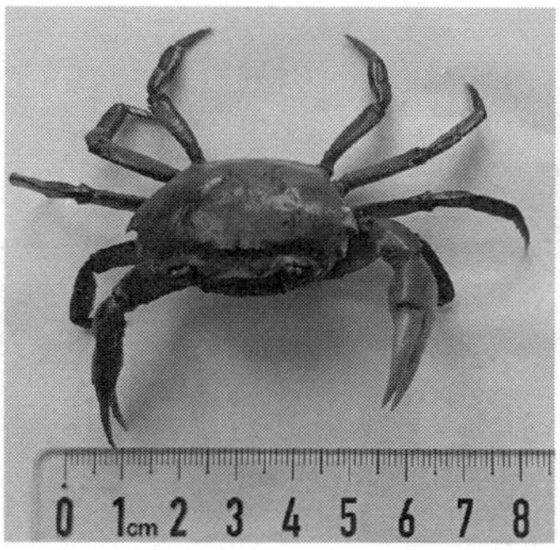

图 2-3-14 溪蟹

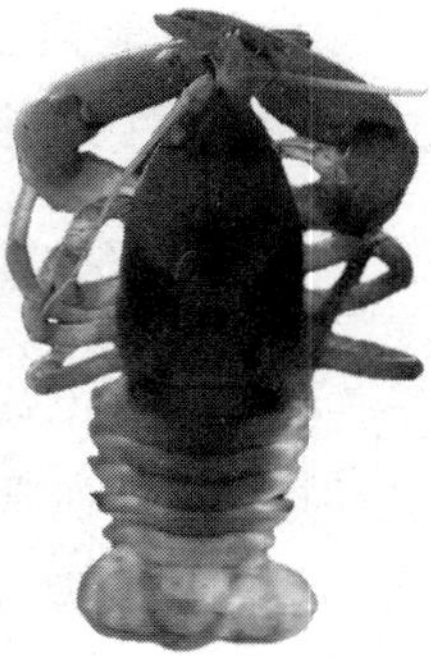

图 2-3-15 蝲蛄

4. 斯氏并殖吸虫中间宿主大体标本

（1）第一中间宿主　为拟钉螺，呈灰白色，壳光滑，螺层少（图 2-3-16）。

（2）第二中间宿主　为溪蟹和石蟹。

5. 卫氏并殖吸虫成虫寄生于肺部病理标本

肉眼观察可见，卫氏并殖吸虫成虫寄生于肺，肺表面呈结节状隆起，可见椭圆形囊状物，内含肺吸虫成虫。在肺的横断面，可见洞穴样病变及坏死组织，已无虫体（图 2-3-17）。

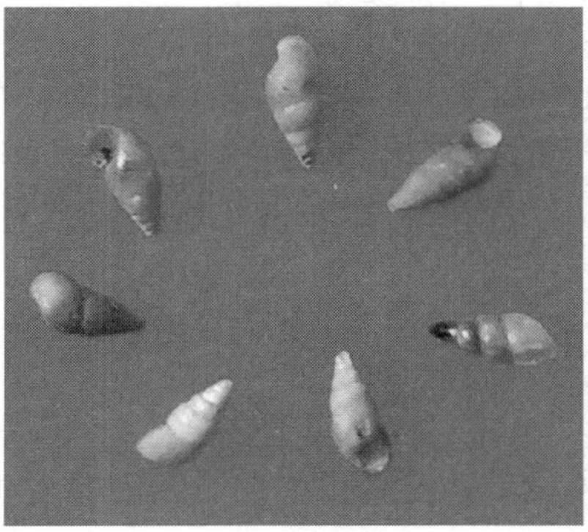

图 2-3-16 拟钉螺

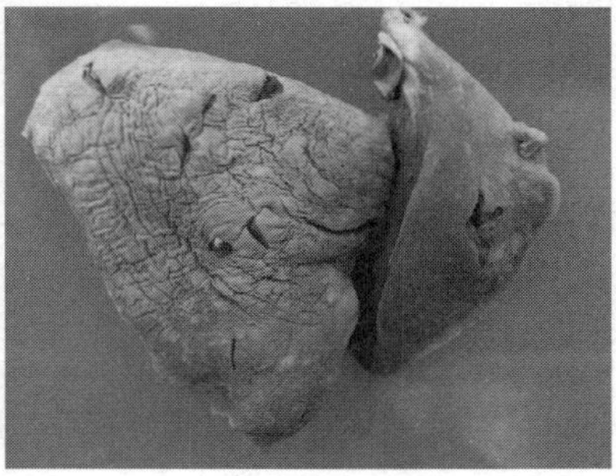

图 2-3-17 肺吸虫成虫寄生于肺

（五）实验操作

1. 直接涂片法

在洁净载玻片上滴加 1~2 滴生理盐水，挑取痰液少许，最好选带铁锈色的痰，涂成痰膜，加盖片镜检。如未发现肺吸虫卵，但见有夏科-莱登结晶提示可能是肺吸虫感染，多次涂片检查为阴性者，可改用浓集法。

2. 浓集法

收集 24 h 痰液，置于玻璃杯中，加入等量 10% NaOH 溶液，用玻棒搅匀后，放入 37℃箱内，数小时后痰液消化成稀液状，再分装于数个离心管内，以 1 500 r/min 离心 5~10 min，弃去上清液，取沉渣涂片检查。

(六) 实验报告

绘制卫氏并殖吸虫卵图。

三、裂体吸虫

裂体吸虫(*Schistosoma*)属吸虫纲、复殖目、裂体科、裂体属,成虫寄生于人和多种哺乳动物的静脉血管内,亦称血吸虫或住吸虫(blood fluke),导致血吸虫病(schistosomiasis)。人体寄生的血吸虫主要有6种,分别为埃及血吸虫(*S. haematobium* Bilharz,1852)、曼氏血吸虫(*S.mansoni* Sambon,1907)、日本血吸虫(*S.japonicum* Katsurada,1904)、间插血吸虫(*S. intercalatum* Fisher,1934)、湄公血吸虫(*S.mekongi* Voge 等,1978)与马来血吸虫(*S.malayensis* Greer 等,1988)。我国仅有日本血吸虫病流行。

日本血吸虫的生活史较复杂,包括成虫、虫卵、毛蚴、母胞蚴、子胞蚴、尾蚴和童虫等7个发育阶段。其终宿主除人外,还有40余种哺乳动物;湖北钉螺是其唯一的中间宿主。主要致病阶段是虫卵,会引起以肝脾大和结肠病变为主的临床症状。

(一) 实验目的与要求

1. 掌握

掌握日本血吸虫虫卵、毛蚴、尾蚴、成虫及钉螺的形态特点,血吸虫病常见的病原学诊断方法及基本原理。

2. 熟悉

熟悉日本血吸虫寄生部位,虫卵在器官中的分布及其所致病变。

(二) 实验内容

1. 自学标本

自学标本为镜下观察日本血吸虫虫卵、尾蚴、成虫。

2. 示教标本

示教标本为镜下观察日本血吸虫毛蚴、钉螺、曼氏血吸虫和埃及血吸虫虫卵。

3. 实验操作

实验操作包括自然沉淀法、毛蚴孵化法、压片法观察阳性钉螺和小鼠解剖观察成虫及其肝的虫卵结节。

(三) 自学标本

1. 虫卵

日本血吸虫虫卵大小为(74~106)μm×(55~80)μm,比受精蛔虫卵稍大,呈椭圆形,淡黄色,卵壳薄,无卵盖,壳外常附有坏死组织,卵壳表面一侧有一看起来较透明的小棘,因虫卵所处的位置关系有时不可见。卵内有胚膜,胚膜内有一个成熟的毛蚴,毛蚴与胚膜和卵壳之间有油滴状的代谢产物(图2-3-18)。

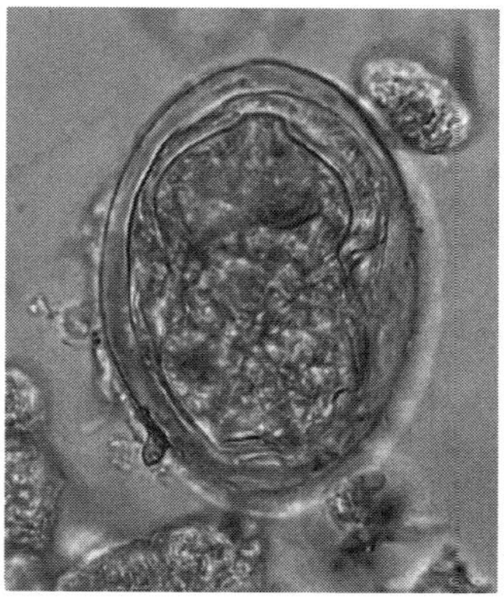

图2-3-18 日本血吸虫虫卵(×400)

2. 成虫

低倍镜下观察日本血吸虫玻片标本,可见雄虫大小为(12~20)mm×(0.5~0.55)mm;前端有一漏斗状的口吸盘,腹吸盘稍后并向腹面凸出,自腹吸盘向后,虫体逐渐扁平,并两侧卷曲为筒状,中间即为抱雌沟,睾丸为卵圆形,一般7个单行排列于腹吸盘的背面稍下方。

雌虫大小为(20~25)mm×(0.1~0.3)mm;因其摄取红细胞的数量远多于雄虫,肠管内充满被消化或半消化的血红蛋白而呈黑褐色。口、腹吸盘均较雄虫小,卵巢一个,呈椭圆形位于虫体中央,卵黄腺排列比较规则,位于虫体1/4后的两侧,卵巢的前方为卵模,由卵模向前发出一长管状的子宫。

雌虫和雄虫常合抱于抱雌沟内,雄虫呈灰白色较粗短,雌虫细长呈灰黑色(图2-3-19)。

3. 尾蚴

日本血吸虫尾蚴呈叉尾型,由体部和尾部组成,尾部又分尾干和尾叉,大小为(280~360)μm×(60~95)μm。体部呈长圆形,前端特化为头器,其中央是一大的单细胞腺体即头腺;口位于虫体前端正腹面。由发达肌肉构成的腹吸盘位于体后部1/3处,腹吸盘两侧前后对称排列5对单细胞钻腺,前面2对为前钻腺,后面3对为后钻腺。尾部较长,其末端分叉,分叉的长度小于尾干的1/2(图2-3-20)。

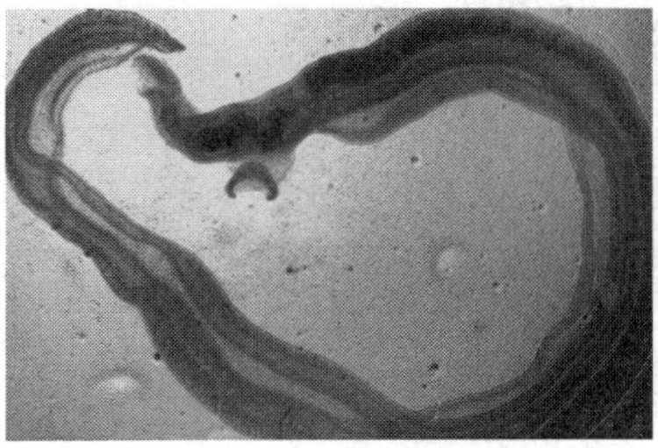

图2-3-19 日本血吸虫成虫(盐酸卡红染色,×40)

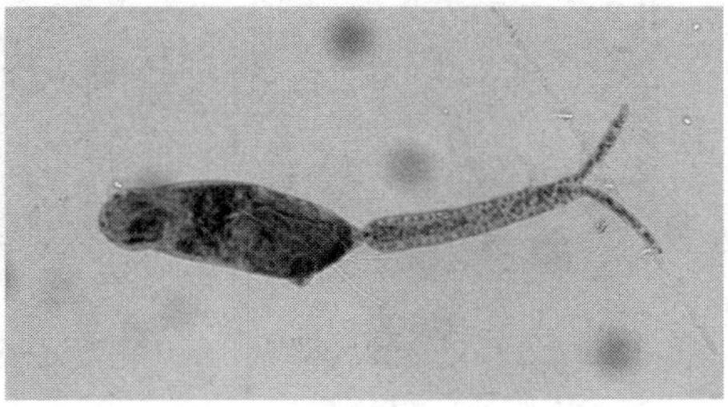

图2-3-20 日本血吸虫尾蚴(盐酸卡红染色,×100)

(四)示教标本

1. 毛蚴

日本血吸虫毛蚴呈梨形或长椭圆形,左右对称,平均大小为99 μm×35 μm,周身被有纤毛。体前端的锥形突起称顶突或钻器,前部中央有一个袋状顶腺,稍后的两侧是长梨形的头腺,顶腺与头腺均开口于顶突,体后部有许多胚细胞(图2-3-21)。

2. 钉螺

钉螺的外形似尖塔状,壳的长宽大小各部不一,高约1 cm,壳由螺旋围绕纵轴旋转,一般为7个半圈,螺壳表面有的粗糙凸起(纵肋)为肋壳钉螺,螺壳表面平滑无纵肋者为光壳钉螺(图2-3-22)。在壳口外唇后方有一条淡黄色紧贴外唇的肥厚的隆起称为唇嵴,是钉螺与其他螺蛳相区别的特征之一。在活标本的壳口处可见透明角质的厣。

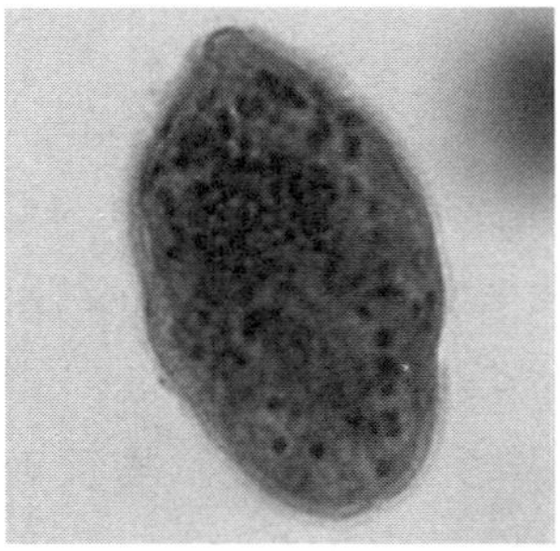

图 2-3-21 日本血吸虫毛蚴(盐酸卡红染色,×200)

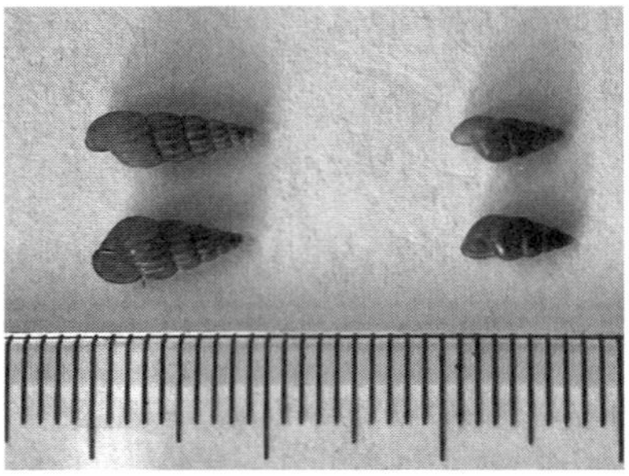

图 2-3-22 肋壳钉螺(左)与光壳钉螺(右)

3. 曼氏血吸虫虫卵和埃及血吸虫虫卵

曼氏血吸虫虫卵呈卵圆形,比日本血吸虫虫卵大,一侧有长而大的刺(图 2-3-23)。埃及血吸虫虫卵呈纺锤形,具端刺(图 2-3-24)。卵内均为成熟毛蚴。

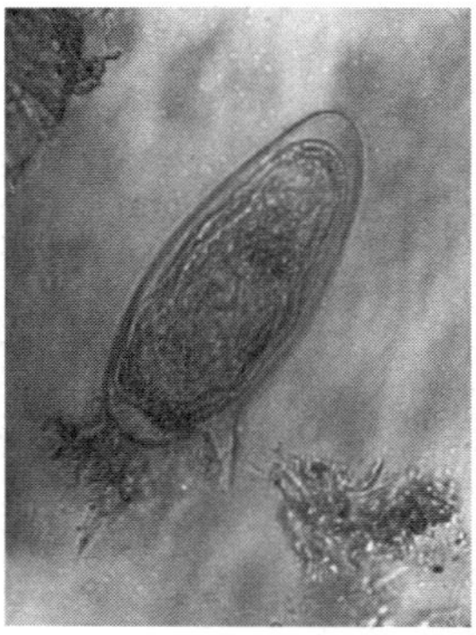

图 2-3-23 曼氏血吸虫虫卵(×400)

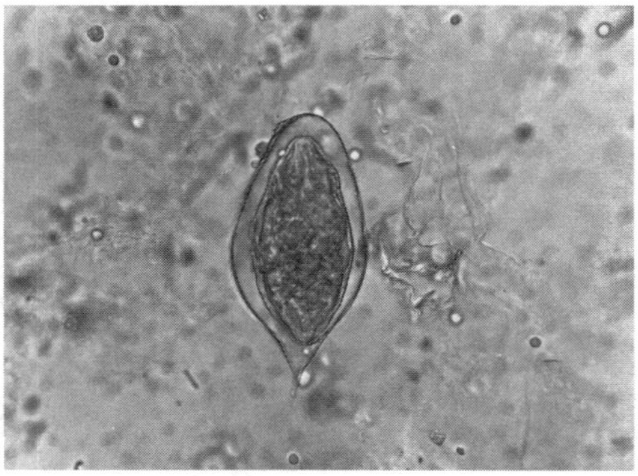

图 2-3-24 埃及血吸虫虫卵(×400)

(五)实验操作

1. 自然沉淀法

(1)原理　日本血吸虫虫卵的比重大于清水,粪便稀释过筛后虫卵于清水中自行下沉,吸取沉淀物检查,易于检出虫卵。

(2)操作方法　取粪便 10~20 g,置于小铁筛中,将筛内粪便浸没在瓷碗水中,用竹签充分搅拌,使虫卵自粪便中释出,滤过筛孔沉于水底,待筛内粪便仅剩残渣后弃去残渣,洗净铁筛,然后加净水于三角量筒内至接近满,静置 20 min,轻轻倒去上层液,留沉淀物再次沉淀,如此反复 2~4 次,至上清液清亮为止,最后倾去上清液,留下沉渣,吸取 2~3 滴沉渣,制成涂片,镜检(图 2-3-25)。

(3)注意事项　①每次换水必须轻轻倾倒,避免沉淀物振荡使虫卵随倒水而丢失;②孵化用水必须清洁,无药,无浮游生物,城市可用自来水,农村可将水用明矾澄清或加温至 70℃,冷却澄清后再用;③夏季气温高,虫卵常在换水的过程中孵化,可

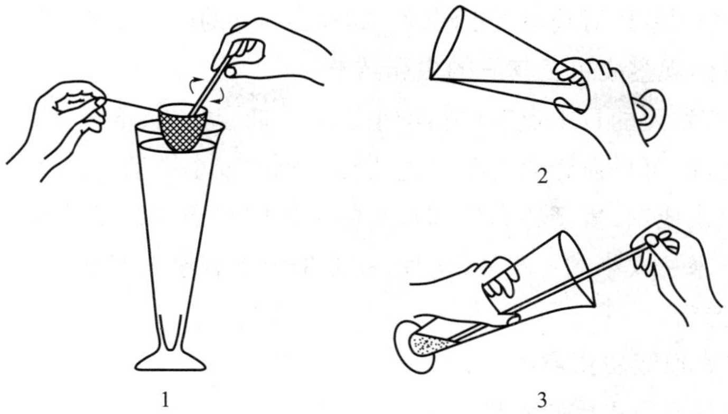

图 2-3-25 自然沉淀法

1. 过滤粪便 2. 换水 3. 吸取沉淀物

随换水倒去，因此可用 1% 的盐水代替清水，但在最后一次沉淀换水时应用清水；④毛蚴孵出的时间快慢不一，因此观察时间一般每隔 2 h 观察一次，阴性时，过 24 h 左右再最后观察一次；⑤沉淀用的粪便应尽量选择有血和黏液的粪便。

2. 毛蚴孵化法

（1）原理 日本血吸虫虫卵在适宜条件下能孵化为毛蚴，毛蚴有向清性、直线运动的特点，可用肉眼观察，借以诊断。

（2）操作方法 在自然沉淀法基础上，如没有找到虫卵，将全部沉渣倒入三角烧瓶内，加净水至颈部，置于 20~30℃温箱中孵化，经 2~12 h 即能孵出，将孵化的三角烧瓶移至日光灯（或充足自然光）前，使光线从侧方射来，用肉眼或放大镜观察瓶颈部，可见做直线运动的毛蚴（图 2-3-26）。

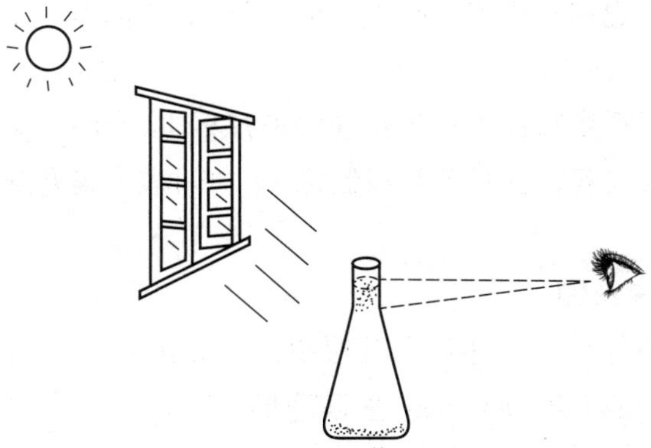

图 2-3-26 孵化后毛蚴的观察

（3）注意事项 同自然沉淀法。

3. 压片法观察阳性钉螺

将钉螺置于一张干净的载玻片中央，另一载玻片覆于其上，均匀用力，将螺壳压破，取去上面的载玻片，在下面的载玻片上有压碎的钉螺处，滴 1~2 滴去氯水，在解剖镜下将螺壳和软组织轻轻挑开，寻找血吸虫尾蚴。如找到活动的尾蚴，该螺即为阳性钉螺。

4. 小鼠解剖观察成虫及其肝的虫卵结节

将过量麻醉致死的日本血吸虫感染小鼠置于搪瓷盘内，剖开腹腔，暴露肠系膜静脉，特别是门静脉，可见血管内有灰白色或暗黑色的细小蠕动的虫体。用解剖针轻轻挑破血管壁，挑出成虫，置于盛有生理盐水的平皿中观察。肉眼观察肝和肠壁上的虫卵结节，并剪下米粒大小的一小块，压片，在低倍镜下观察虫卵结节。

（六）实验报告

1. 绘制日本血吸虫虫卵图。
2. 绘制日本血吸虫尾蚴的模式图。

四、布氏姜片吸虫

（一）实验目的与要求

1. 掌握

掌握布氏姜片吸虫虫卵和成虫的形态特征及病原学诊断方法。

2. 熟悉

熟悉布氏姜片吸虫生活史的基本特点、致病，以及水生植物媒介水红菱、茭白、荸荠的形态特征。

3. 了解

了解布氏姜片吸虫中间宿主扁卷螺的形态特征及布氏姜片吸虫病的防治要点。

（二）实验内容

1. 自学标本

自学标本为镜下观察布氏姜片吸虫虫卵、成虫玻片标本。

2. 示教标本

示教标本为镜下观察布氏姜片吸虫囊蚴玻片标本，肉眼观察布氏姜片吸虫成虫，以及水生植物媒介水红菱、茭白、荸荠浸制标本，中间宿主扁卷螺瓶装标本。

（三）自学标本

1. 布氏姜片吸虫虫卵

显微镜下观察玻片标本。布氏姜片吸虫虫卵是人体寄生虫卵中最大的蠕虫卵，大小为（130~140）μm×（80~85）μm，呈椭圆形，淡黄色，卵壳薄且均匀，一端具有一不明显的小盖（图 2-3-27）。卵内含有一个卵细胞和 20~40 个卵黄细胞，但在固定标本中不易见到卵细胞。

2. 布氏姜片吸虫成虫

压片染色标本，用肉眼或放大镜观察。布氏姜片吸虫成虫虫体硕大肥厚，呈肉红色，背腹扁平，前尖后钝，近椭圆形；两吸盘相距很近，口吸盘位于亚顶位，腹吸盘肌肉发达呈漏斗状，较口吸盘大 4~5 倍；咽和食管短，两肠支在腹吸盘前分叉，呈波浪状弯曲，向后延至虫体末端；睾丸为2个，前后排列于虫体后半部，高度分支呈珊瑚状；卵巢位于虫体中部稍前，呈佛手状分叶；子宫盘曲在腹吸盘和卵巢之间；卵黄腺较发达，分布于虫体两侧（图2-3-28）。

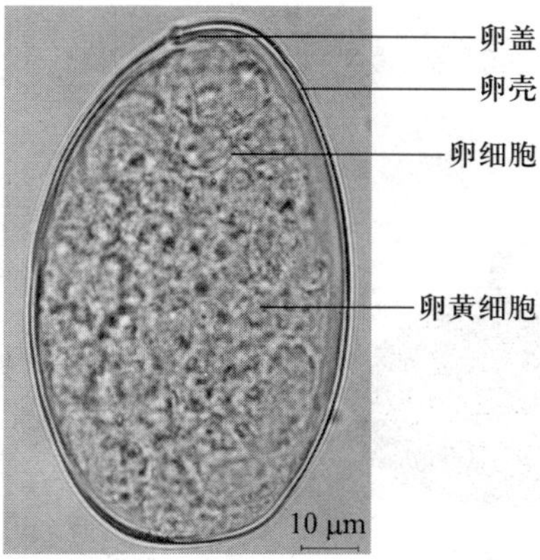

图2-3-27　布氏姜片吸虫虫卵（×400）

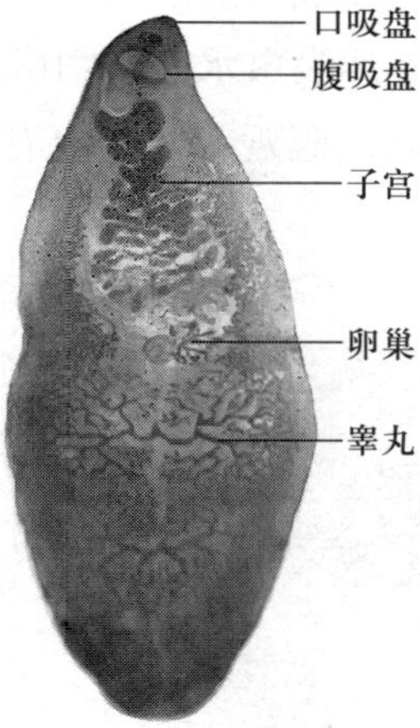

图2-3-28　布氏姜片吸虫成虫（卡红染色）

（四）示教标本

1. 布氏姜片吸虫成虫

整体固定浸制标本，肉眼观察。活虫呈肉红色似瘦肉片，死虫或固定浸制标本呈灰白色（图2-3-29）。此虫应特别注意与肝片形吸虫相鉴别。

2. 布氏姜片吸虫囊蚴

染色玻片标本，显微镜下观察。囊蚴呈圆形，光镜下可见两层囊壁，外层呈草帽状，脆弱易破；内层呈扁圆形，透明而较坚韧。囊内后尾蚴具口、腹吸盘，排泄囊两侧的集合管中含许多折光颗粒（图2-3-30）。

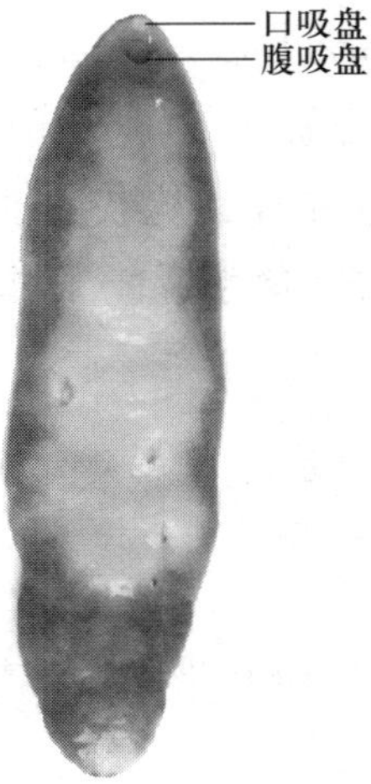

图2-3-29　布氏姜片吸虫成虫（浸制）

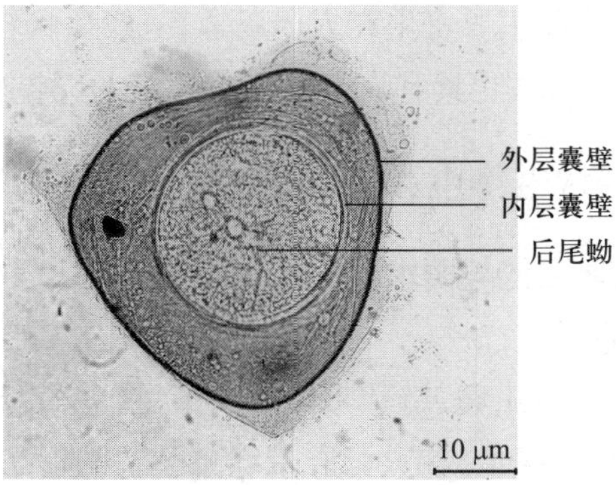

图2-3-30　布氏姜片吸虫囊蚴（×400）

3. 布氏姜片吸虫中间宿主

大体标本,肉眼观察。扁卷螺,小型扁螺,扁平盘曲,成螺直径不超过 10 mm,厚不超过 4 mm。右旋,壳光滑,呈棕黄色,常漂浮于水面(图 2–3–31)。

4. 布氏姜片吸虫水生植物媒介

浸制标本,肉眼观察。主要有荸荠、水红菱、茭白(图 2–3–32)。

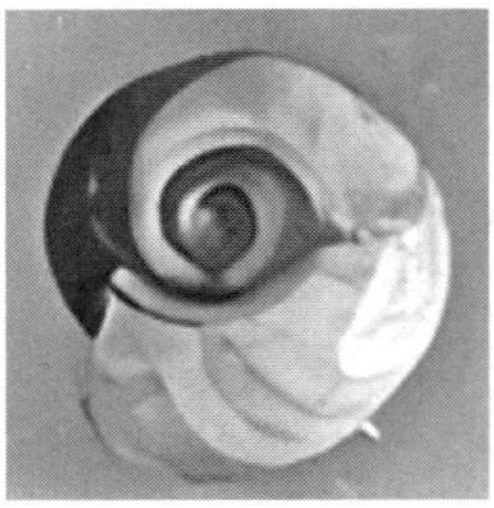

图 2–3–31 扁卷螺

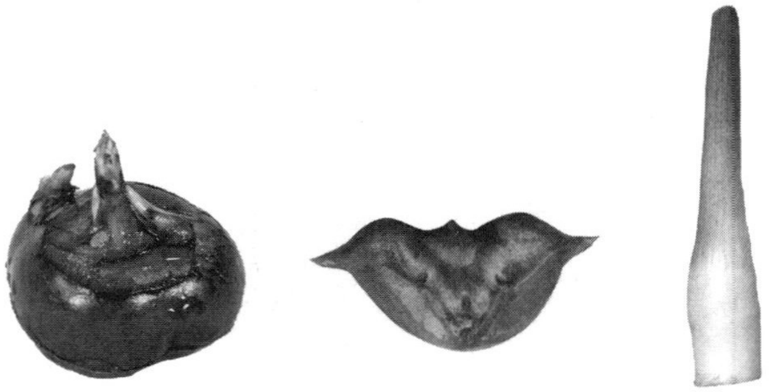

图 2–3–32 布氏姜片吸虫主要水生植物媒介

(五) 实验报告

绘制布氏姜片吸虫虫卵、成虫形态图,并标注结构名称。

(申继清 刘文琪 黄帅钦)

第四节 绦 虫

绦虫(cestode)又称为带虫(tapeworm),属于扁形动物门绦虫纲。主要虫种包括链状带绦虫(*Taenia solium*)又称为猪带绦虫、肥胖带绦虫(*Taenia saginata*)又称为牛带绦虫、细粒棘球绦虫(*Echinococcus granulosus*)、曼氏迭宫绦虫(*Spirometra mansoni*)、微小膜壳绦虫(*Hymenolepis nana*)和缩小膜壳绦虫(*Hymenolepis diminuta*)等。

绦虫的幼虫阶段感染人体,会造成眼、脑、肝等器官受累,可导致严重的病理损害。绦虫的成虫阶段主要寄生在人体肠道,一般症状较轻。实验室以检获病原体为确诊依据。辅助诊断方法也具有临床意义,包括免疫学试验、分子生物学检查、影像学检查等。

一、链状带绦虫和肥胖带绦虫

(一) 实验目的与要求

1. 掌握

掌握带绦虫虫卵、链状带绦虫头节、链状带绦虫成节、链状带绦虫孕节、肥胖带绦虫头节、肥胖带绦虫成节、肥胖带绦虫孕节的形态特征。

2. 熟悉

熟悉链状带绦虫成虫、肥胖带绦虫成虫的形态特征。

3. 了解

了解猪囊尾蚴、牛囊尾蚴、猪肉中的囊尾蚴、带绦虫孕节鉴定、猪囊尾蚴的形态鉴定。

(二) 实验内容

1. 自学标本

自学标本为镜下观察带绦虫虫卵、链状带绦虫头节、链状带绦虫成节、链状带绦虫孕节、肥胖带绦虫头节、肥胖带绦虫成节、肥胖带绦虫孕节。

2. 示教标本

示教标本为镜下观察猪囊尾蚴、牛囊尾蚴。猪囊尾蚴寄生于肌肉和猪心肌。肉眼观察链状带绦虫虫体和肥胖带绦虫虫体(浸制标本)。

3. 实验操作

实验操作包括带绦虫孕节鉴定、皮下包块活检猪囊尾蚴的形态鉴定。

(三) 自学标本

1. 虫卵

绦虫虫卵无色透明,呈小圆球形,壳薄,容易破裂,一般观察到的是不完整虫卵,直径 31~43 μm,具棕黄色、厚且有放射状条纹的胚膜,内含一圆形的六钩蚴。光学显微镜下,链状带绦虫虫卵和肥胖带绦虫虫卵在形态上难以区别,不能作为虫种鉴定依据,统称为带绦虫虫卵(图 2-4-1)。

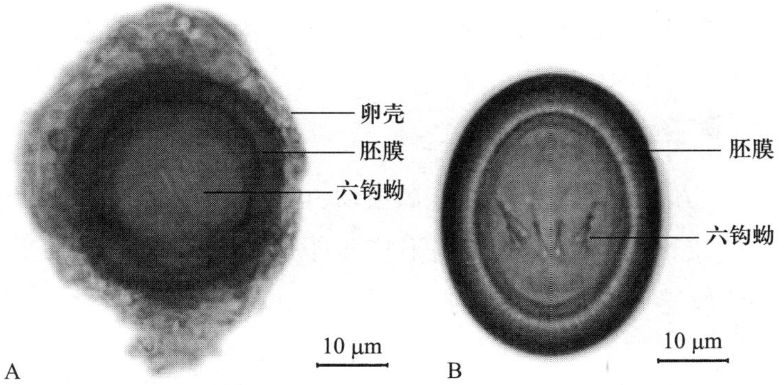

图 2-4-1 带绦虫虫卵(×400)

A. 完整带绦虫虫卵 B. 不完整带绦虫虫卵

2. 头节

绦虫头节具 4 个吸盘。主要观察两种虫体头节的形状、大小,以及有无顶突和小钩。链状带绦虫头节有顶突和小钩(图 2-4-2),肥胖带绦虫头节无顶突和小钩(图 2-4-3)。

3. 成节

绦虫成节近方形,可见雌、雄性生殖器官各一套,卵巢分叶,卵黄腺位于节片中央后部。管状的子宫,从节片中央向前延伸为盲囊。节片上方及两侧散在小圆形滤泡状的睾丸,每节约有数百个。生殖孔在节片的一侧。链状带绦虫的卵巢分成左右两叶和中间小叶(图 2-4-4),肥胖带绦虫的卵巢只分成左右两叶(图 2-4-5)。

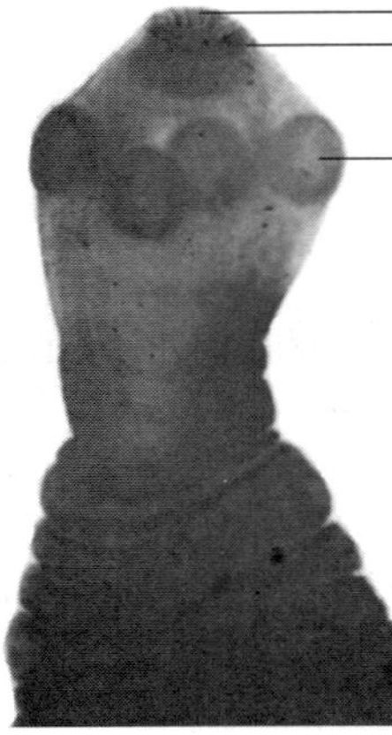

图 2-4-2 链状带绦虫头节（盐酸卡红染色，×40）

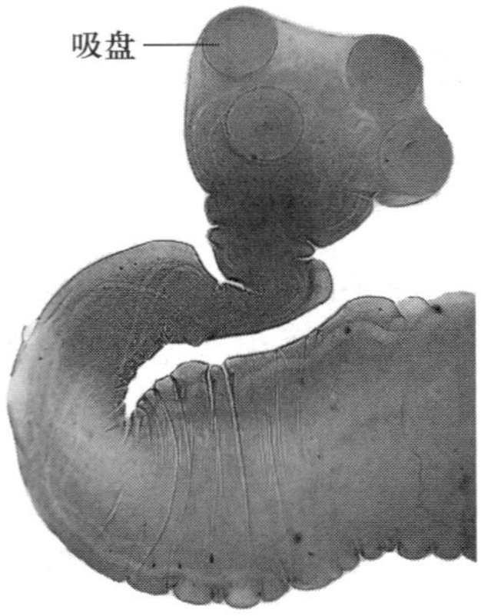

图 2-4-3 肥胖带绦虫头节（盐酸卡红染色，×40）

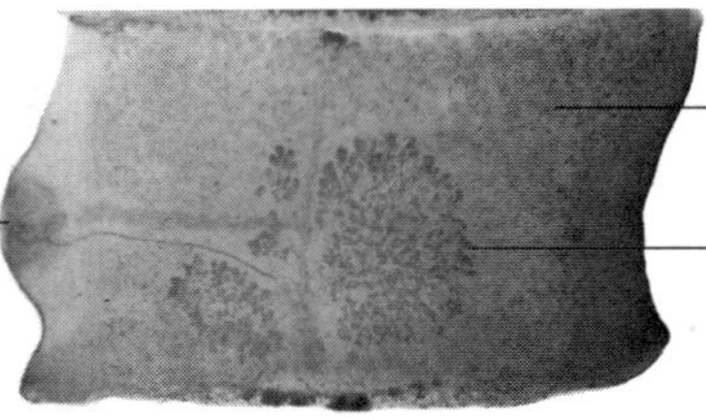

图 2-4-4 链状带绦虫成节（瑞氏苏木素染色，×15）

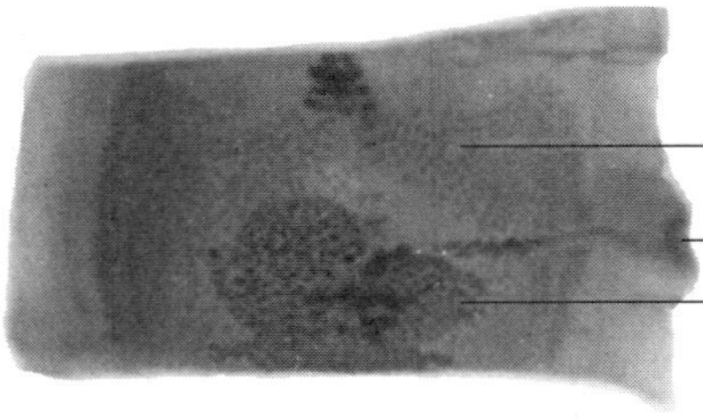

图 2-4-5 肥胖带绦虫成节（盐酸卡红染色，×15）

4. 孕节

绦虫孕节呈长方形，子宫发达，内充满虫卵，自主干向两侧分支，每侧一级分支：链状带绦虫为 7~13 支，分支较松散，排列不整齐（图 2-4-6）；肥胖带绦虫为 15~30 支，分支较致密，排列较整齐（图 2-4-7）。

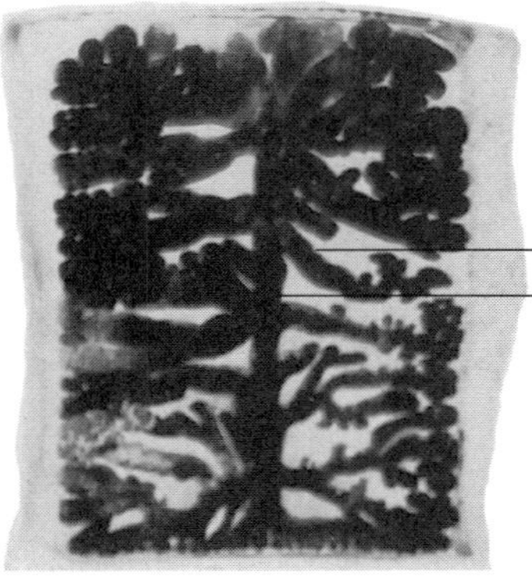

图 2-4-6 链状带绦虫孕节（黑墨水染色，×10）

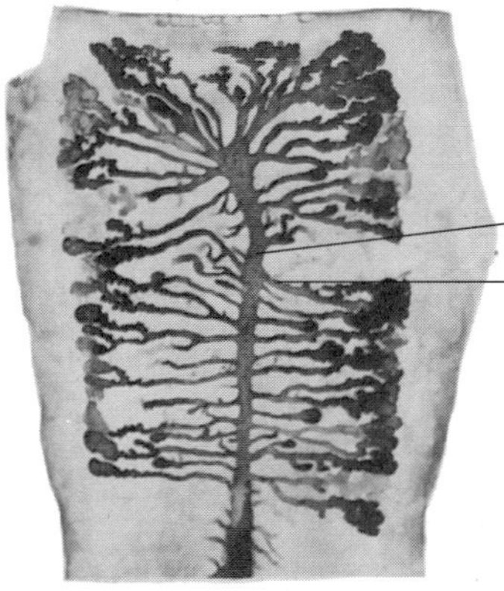

图 2-4-7 肥胖带绦虫孕节（黑墨水染色，×10）

(四) 示教标本

1. 虫体

整体固定浸制标本,肉眼观察,比较两种虫体外形、颜色、基本结构、长度和节片数的差异。

2. 浸制标本和肌肉内囊虫

(1) 猪囊尾蚴 成熟囊尾蚴为黄豆大小,白色半透明的囊状物。囊内充满透明液体,头节内凹于囊内,呈白色点状,其构造与成虫头节相同。

(2) 牛囊尾蚴 外观与猪囊尾蚴相似,难以区别。囊内的头节与成虫头节结构相同。

3. "米猪肉"病理标本

肉眼观察猪肉肌纤维和猪心肌间有多个黄豆大小、乳白色的囊状物,即猪囊尾蚴(图 2-4-8,图 2-4-9)。

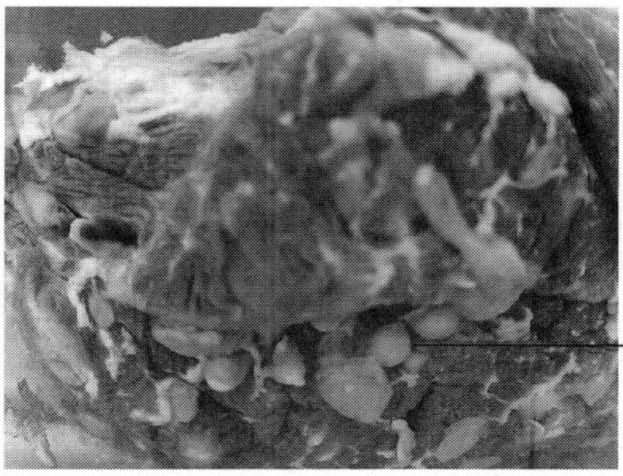

图2-4-8 猪囊虫寄生于肌肉

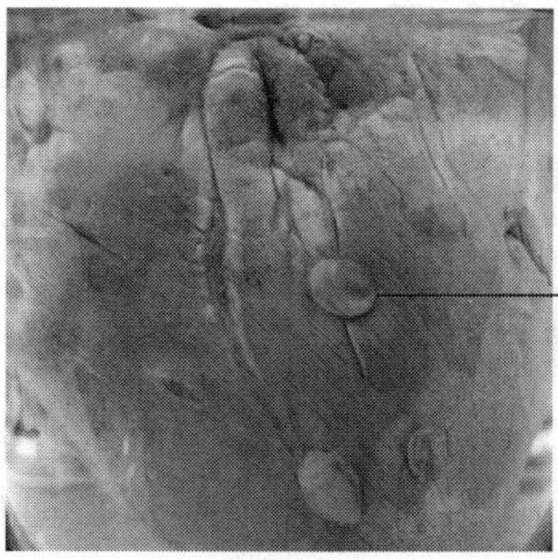

图2-4-9 猪囊虫寄生于心肌

(五) 实验操作

1. 带绦虫孕节鉴定

可用夹片法进行虫种快速鉴定:夹取带绦虫孕节,水洗后置于两载玻片间,轻压固定,对光观察子宫分支情况,自基部计数子宫一级分支数目,以鉴定虫种。若子宫分支不清楚,可采用墨汁注射法,即水洗后用滤纸吸干虫体表面的水分,用 1 mL 注射器及 4 号针头,抽取墨汁少许,从孕节中央子宫一端进针,缓慢推注墨汁于子宫腔内,可见墨汁进入各子宫分支。水洗多余墨汁,将孕节夹于两载玻片间观察并计数子宫分支情况,确定虫种。鉴定新鲜孕节时应戴橡皮手套以防止感染。

2. 皮下包块活检猪囊尾蚴的形态鉴定

以手术方法摘取皮下结节或浅部肌肉包块,分离出虫体,直接观察确定,如为病理组织切片,应根据猪囊尾蚴的囊壁和头节的基本形态结构特征进行确诊。

(六) 实验报告

1. 绘制带绦虫虫卵图。

2. 绘制链状带绦虫孕节和肥胖带绦虫孕节模式图。

二、细粒棘球绦虫

(一) 实验目的与要求

1. 掌握

掌握细粒棘球绦虫幼虫棘球蚴、原头蚴的形态特征。

2. 熟悉

熟悉细粒棘球绦虫成虫的形态特征。

3. 了解

了解细粒棘球绦虫虫卵的形态特征。

(二) 实验内容

1. 自学标本

自学标本为肉眼观察棘球蚴。镜下观察棘球蚴肝切片和原头蚴。

2. 示教标本

示教标本为镜下观察细粒棘球绦虫的成虫。肉眼观察肝包虫、肺包虫病理标本(浸制标本)。

(三) 自学标本

1. 细粒棘球蚴

幼虫即棘球蚴，为圆形或近似圆形的囊状体，其形状和大小因寄生时间的长短、寄生部位和宿主不同而异，直径可由不足 1 cm 至数十厘米不等，大者含有囊液通常超过 1 000 mL。棘球蚴为单房性囊，其基本结构由囊壁(角皮层和生发层)和囊内含物(生发囊、子囊、孙囊、原头蚴和囊液)组成(图 2-4-10)。

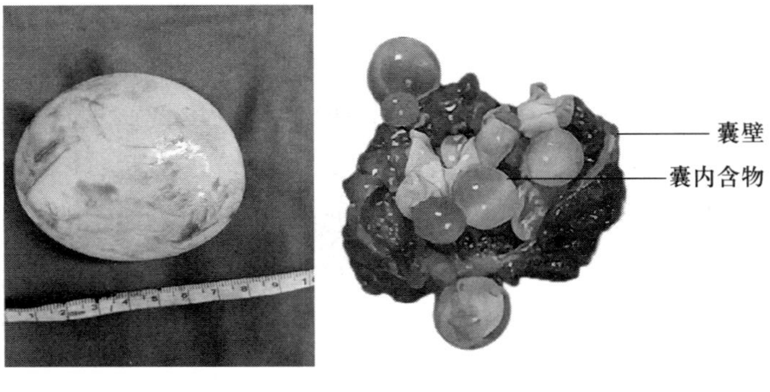

图 2-4-10　细粒棘球蚴

2. 棘球蚴肝切片

低倍镜观察棘球蚴肝切片染色标本。棘球蚴囊壁分两层，外层为角皮层，厚 1~4 mm，乳白色，半透明，似粉皮状，较脆弱，易破裂，光镜下无细胞结构而呈多层纹理状。内层为生发层亦称胚层，紧贴角皮层内，厚约 20 μm，有细胞结构，细胞核明显。生发层向囊内长出许多原头蚴(或称原头节)。自生发层上可见生发囊(育囊)，生发囊是仅有一层生发层的小囊，直径约1 mm，内有原头蚴，由生发层的有核细胞发育而来。在角皮层外有纤维组织包绕，并有细胞浸润，肝细胞呈轻度萎缩（图 2-4-11）。

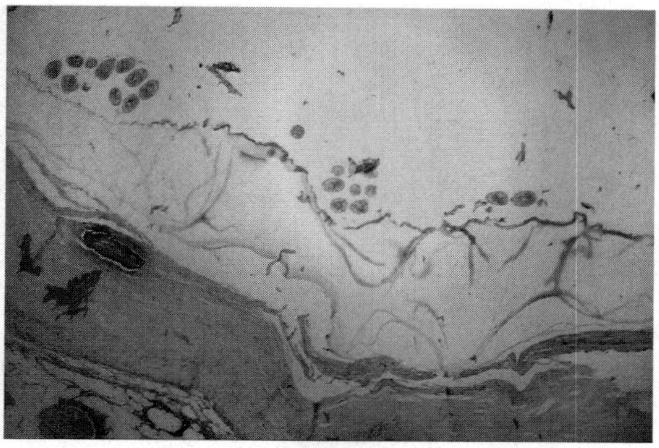

图 2-4-11 棘球蚴肝切片（HE 染色，×100）

3. 原头蚴

原头蚴为圆形或椭圆形，大小为 170 μm×122 μm，可见两个吸盘（另外两个在另一侧），中间可见排列成菊花状的小钩，一端可见原头蚴顶突凹入的痕迹，无顶突腺，另一端可见连接于育囊壁上的蒂（柄），原头蚴常含有反光较强的钙质颗粒。有时可见顶突及吸盘翻出（图 2-4-12）。

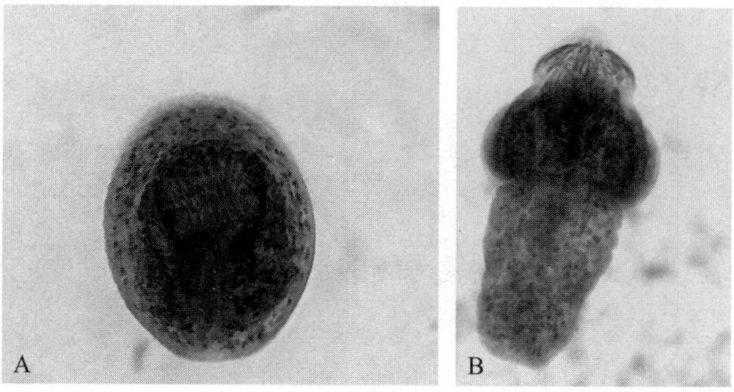

图 2-4-12 原头蚴（HE 染色，×400）

A. 顶突凹入 B. 顶突外翻

（四）示教标本

1. 细粒棘球绦虫成虫

低倍镜观察染色玻片标本。虫体长 2~7 mm，平均为 3.6 mm。由头节、颈部、幼节、成节和孕节组成（图 2-4-13）。头节略呈梨形，具有顶突和 4 个吸盘。顶突富含肌肉组织，伸缩力很强，其上有两圈大小相同的小钩，共 28~48 个，排列整齐，呈放射状。成节的结构与带绦虫孕节相似，生殖孔位于节片一侧的中部偏后，睾丸 45~65 个，卵巢呈叶状。孕节子宫有不规则的分支和侧囊，含虫卵 200~800 个。虫卵形态与猪、牛带绦虫虫卵基本相同，在光镜下难以区别。

2. 肝包虫和肺包虫病理浸制标本

肉眼观察感染棘球蚴的器官瓶装标本。肉眼可见到小鼠肝上有完整和剖开的棘球蚴囊（图 2-4-14）；小鼠肺上可见一剖开的圆形囊，囊壁上附着有许多颗粒状育囊，有的肺组织被棘球蚴感染后，有细菌侵入呈化脓性改变，有的已钙化（图 2-4-15）。

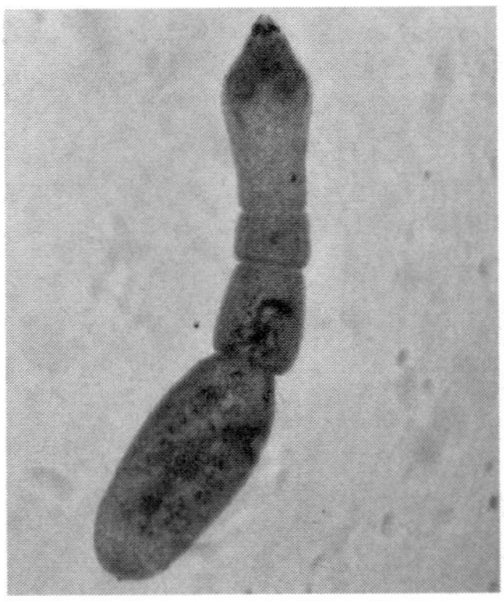

图 2-4-13 细粒棘球绦虫成虫（盐酸卡红染色，×100）

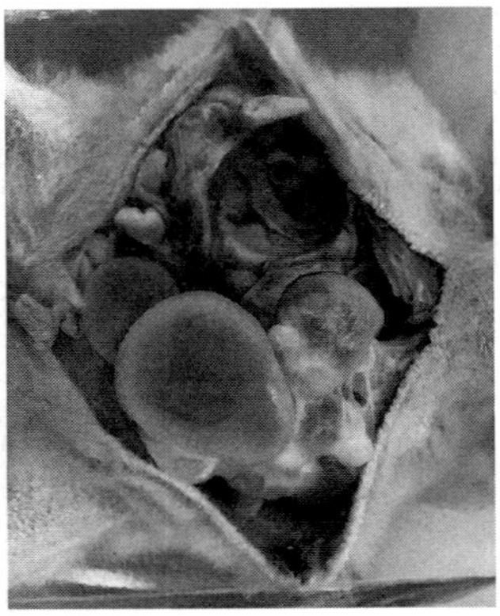

图 2-4-14 小鼠腹腔包虫病理标本

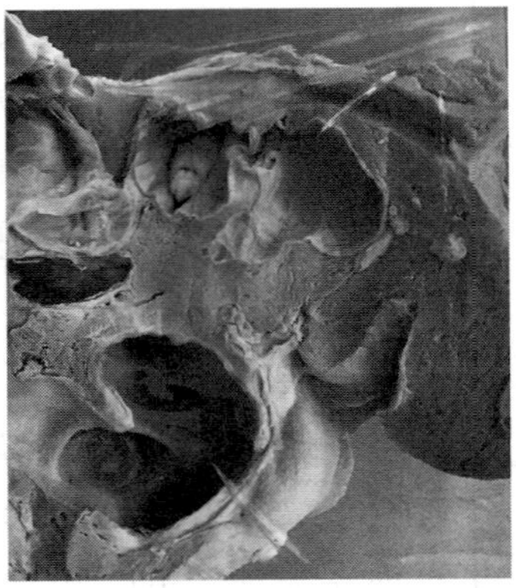

图 2-4-15 小鼠肺包虫病理标本

（五）实验报告

1. 绘制原头蚴图。
2. 绘制棘球蚴模式图和棘球蚴肝切片镜下图。

三、曼氏迭宫绦虫

（一）实验目的与要求

1. 掌握

掌握曼氏迭宫绦虫虫卵、曼氏裂头蚴的形态特征。

2. 熟悉

熟悉曼氏迭宫绦虫成虫和原尾蚴的形态特征。

3. 了解

了解眼裂头蚴病、皮下裂头蚴病、口腔颌面部裂头蚴病、脑裂头蚴病等。

（二）实验内容

1. 自学标本

自学标本为镜下观察曼氏迭宫绦虫虫卵、曼氏迭宫绦虫头节、曼氏迭宫绦虫成节、曼氏迭宫绦虫孕节。

2. 示教标本

示教标本为镜下观察曼氏裂头蚴和原尾蚴。肉眼观察眼裂头蚴病标本和曼氏迭宫绦虫虫体（浸制标本）。

3. 实验操作

实验操作为解剖青蛙查找裂头蚴。

（三）自学标本

1. 成虫头节、成节和孕节

（1）头节 细小呈指状，背腹各有一条纵行的吸槽（图 2-4-16）。

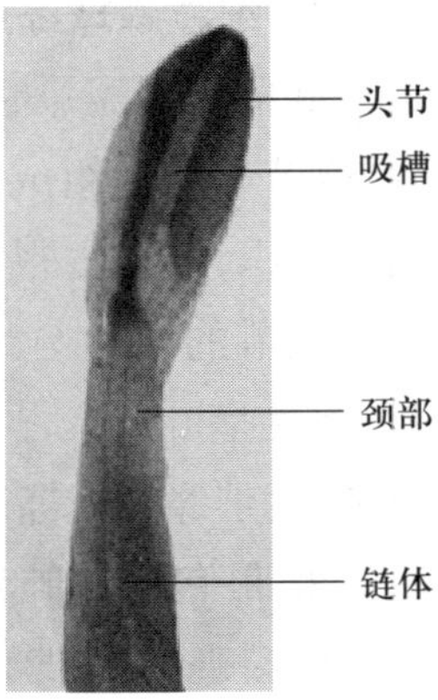

图 2-4-16 曼氏迭宫绦虫头节（盐酸卡红染色）

（2）成节　和孕节结构基本相似，均具雌、雄性生殖器官各一套。子宫位于节片中部，膨大且呈螺旋状盘曲，紧密重叠，基部宽而顶部窄，呈金字塔形，子宫孔开口于阴道口之后。卵巢分两叶，位于节片后部，自输卵管与卵模、子宫相连。阴道为纵行的小管，其月牙形的外口位于雄性生殖孔下方，另一端膨大为受精囊，再与输卵管连接。数百个小泡状睾丸位于节片中近背面两侧，由睾丸发出的输出管汇合成输精管，通向节片中央腹面的雄性生殖孔（图 2-4-17）。

（3）孕节　子宫中充满虫卵。

2. 虫卵

虫卵呈椭圆形，两端稍尖，长 52~76 μm，宽 31~44 μm，呈浅灰褐色，卵壳较薄，一端有卵盖，内有一个卵细胞和若干个卵黄细胞（图 2-4-18）。

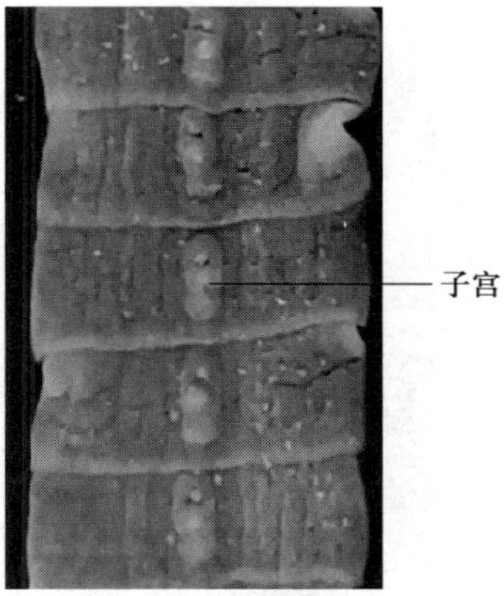

图 2-4-17　曼氏迭宫绦虫成节

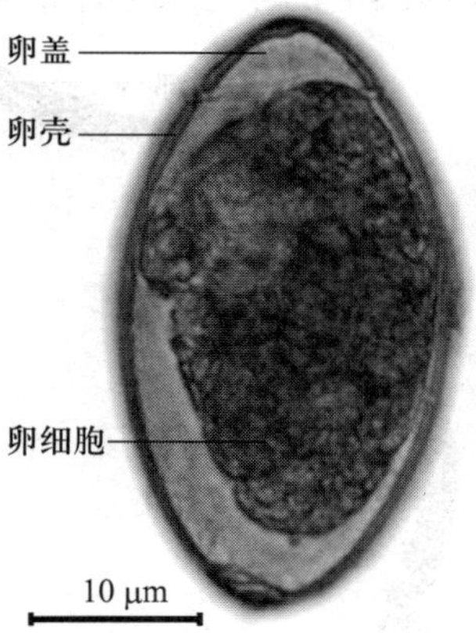

图 2-4-18　曼氏迭宫绦虫虫卵（×400）

（四）示教标本

1. 成虫

整体固定浸制标本，肉眼观察虫体外形、颜色、基本结构、长度和节片数。

肉眼观察成虫，呈带状，乳白色，大小为（60~100）cm×（0.5~0.6）cm，约有 1 000 个节片（图 2-4-19）。

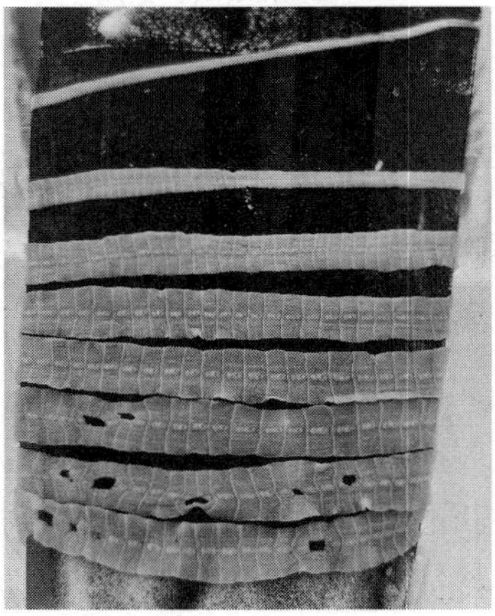

图 2-4-19　曼氏迭宫绦虫成虫（浸制标本）

2. 裂头蚴

（1）裂头蚴固定标本　虫体呈长带形，乳白色，大小（100~360）mm×0.7 mm；体不分节，具有横皱褶。体前段较细，但头节稍膨大，中央有一明显凹陷；体后段较粗大，末端钝圆（图 2-4-20）。

（2）眼裂头蚴固定标本　眼裂头蚴多累及单侧眼睑或眼球，以眼睑最常见。在红肿的眼睑和结膜下，可有移动性、硬度不等的肿块或条索状物，直径约 1 cm。偶尔破溃，虫体可自动逸出而自愈。临床表现为眼睑红肿、结膜充血、畏光、流泪、微疼、奇痒或有虫爬感等。

（3）皮下裂头蚴固定标本　皮下裂头蚴最常见。常累及躯干和四肢表浅部位，表现为游走性皮下结节，可呈圆形、柱形或不规则索状，大小不一，直径 0.5~5 cm，局部可有瘙痒、虫爬感等。

（4）口腔颌面部裂头蚴固定标本　口腔颌面部裂头蚴以颊部、口腔为多见，也可见于颌下、唇、舌、颜面或咀嚼肌等部位。口腔黏膜或颊部皮下出现硬结或索状肿物，直径 0.5~3 cm，患处红肿、发痒或有虫爬感。多数病例的肿块具有迁移性。

3. 原尾蚴

原尾蚴呈长椭圆形，具有 6 个小钩，大小为 260 μm×（44~100）μm，前端略凹，后端有圆形或椭圆形的小尾球（图 2-4-21）。

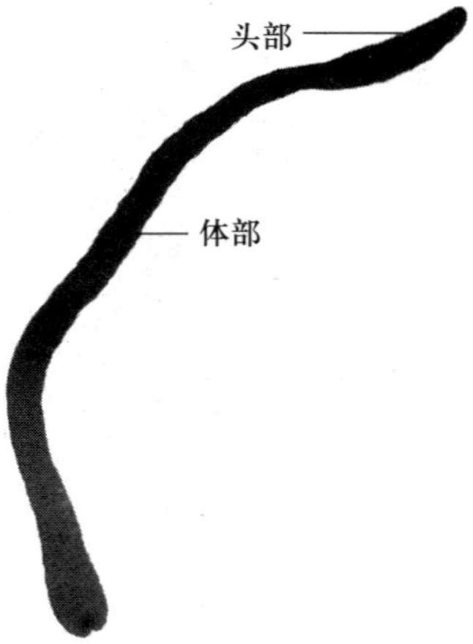

图 2-4-20　曼氏迭宫绦虫裂头蚴（盐酸卡红染色）

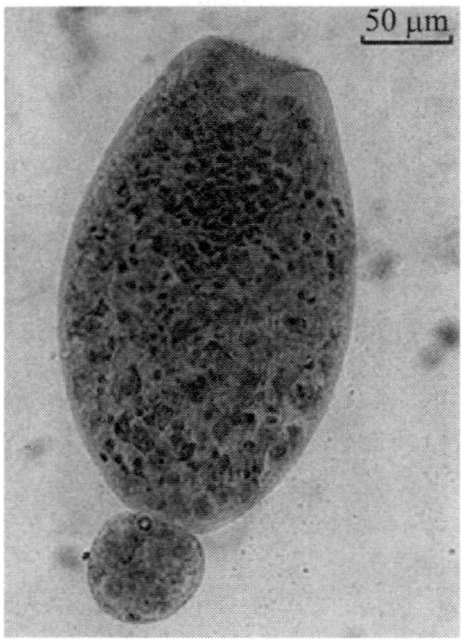

图 2-4-21　曼氏迭宫绦虫原尾蚴（盐酸卡红染色，×400）

（五）实验操作

解剖青蛙查找裂头蚴。

1. 解剖青蛙

从颈椎孔处死裂头蚴阳性的青蛙，并将其腹面朝上，四肢伸展，固定在木板上；从腹部剪开皮肤，并剥离全身皮肤，在肌肉内，特别是青蛙大腿内侧的肌肉中，寻找并分离裂头蚴。

2. 观察

肉眼观察裂头蚴形态、大小和活动力，可在镜下观察裂头蚴头部特征。病灶中检获的裂头蚴特征：呈白色带状，常蜷曲成团，活虫有蠕动，完整虫体形态同前述裂头蚴特征，但死虫体或不完整虫体则会失去一些特征。

3. 注意事项

在操作过程中要防止污染其他用具和操作者，所有用过的工具和青蛙肌肉均要消毒处理，以免污染环境，造成其他动物的感染。

（六）实验报告

1. 绘制曼氏迭宫绦虫虫卵图。

2. 绘制曼氏迭宫绦虫裂头蚴头节模式图。

四、微小膜壳绦虫与缩小膜壳绦虫

（一）实验目的与要求

1. 掌握

掌握微小膜壳绦虫虫卵的形态特征。

2. 熟悉

熟悉微小膜壳绦虫成虫的形态特征、缩小膜壳绦虫虫卵的形态特征。

3. 了解

了解缩小膜壳绦虫成虫的形态特征。

（二）实验内容

1. 自学标本

自学标本为镜下观察微小膜壳绦虫虫卵。

2. 示教标本

示教标本为镜下观察微小膜壳绦虫和缩小膜壳绦虫成虫、缩小膜壳绦虫虫卵。

（三）自学标本

自学标本以微小膜壳绦虫虫卵为例。

微小膜壳绦虫虫卵呈圆球形或略呈椭圆形，大小为（36~48）μm×（48~60）μm，无色透明。最外层为薄的卵壳，其内有较厚的胚膜，胚膜两端略凸起并由该处各发出4~8根丝状物，弯曲游离于胚膜与卵壳之间，胚膜内含有一个六钩蚴（图2-4-22）。

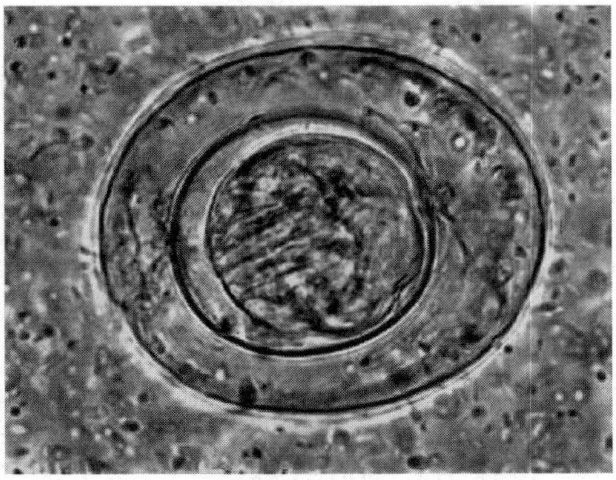

图2-4-22 微小膜壳绦虫虫卵（×400）

（四）示教标本

1. 微小膜壳绦虫成虫

虫体长5~80 mm（平均20 mm），宽0.5~ 1 mm。头节呈球形，直径0.13~0.4 mm，具有4个吸盘和1个可自由伸缩的顶突，顶突上有20~30个小钩，排成一圈。颈部较长而纤细。链体由100~200个节片组成。所有节片均宽大于长并由前向后逐渐增大，成节有3个较大的圆球形睾丸，横列在节片中部。卵巢呈分叶状，位于节片中央。孕节中子宫呈袋状，其中充满虫卵并占据整个节片（图2-4-23）。

2. 缩小膜壳绦虫成虫

缩小膜壳绦虫成虫形态与微小膜壳绦虫成虫相似。虫体较长，长200~600 mm，

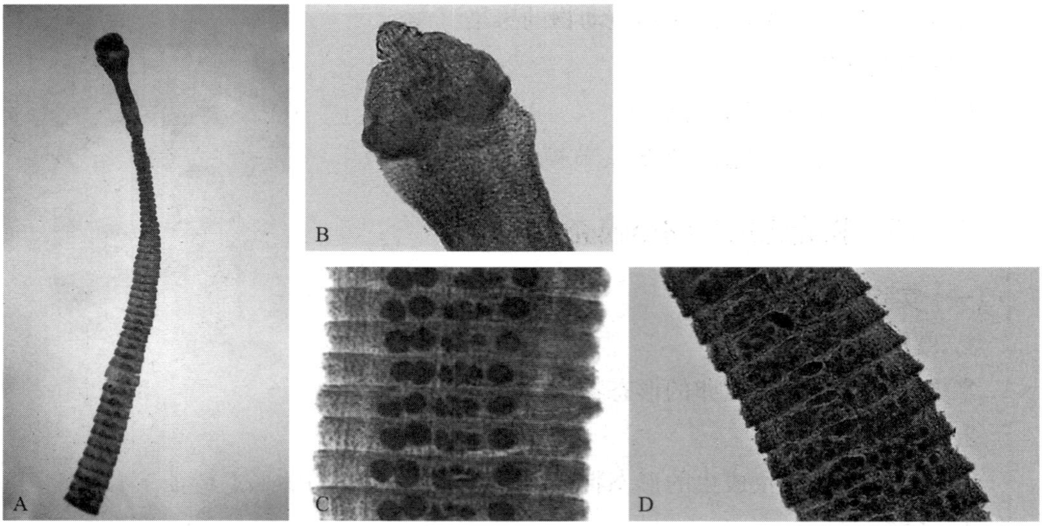

图 2-4-23 微小膜壳绦虫成虫（盐酸卡红染色，×100）
A. 虫体 B. 头节 C. 成节 D. 孕节

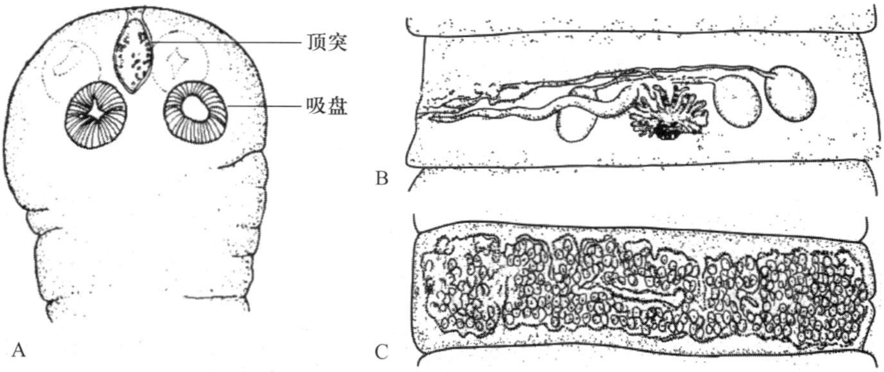

图 2-4-24 缩小膜壳绦虫模式图
A. 头节 B. 成节 C. 孕节

宽 3.5~4.0 mm，头节的顶突发育不良，无小钩，藏在头顶凹窝内。链体节片 800~1 000 个。孕节的子宫呈瓣状，占满整个节片（图 2-4-24）。

3. 缩小膜壳绦虫虫卵

虫卵较小，大小为（72~86）μm ×（60~79）μm，呈椭圆形，黄褐色，卵壳较厚，在卵壳与胚膜之间仅有透明胶状物而无极丝，卵内含一个六钩蚴（图 2-4-25）。

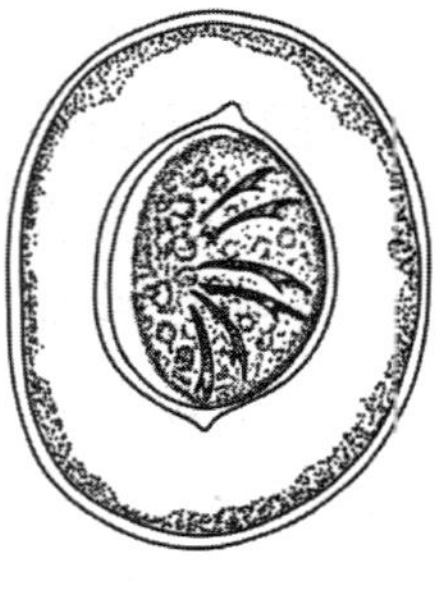

图 2-4-25 缩小膜壳绦虫虫卵模式图

（五）实验报告

绘制微小膜壳绦虫虫卵图。

（蒋立平 热比亚·努力 司开卫）

数字课程学习……

教学 PPT　　拓展阅读　　自测题

第三章

医学原虫

第一节 医学原虫概述

原虫（protozoa）为单细胞真核动物，属于原生动物亚界，迄今已发现65 000余种，其中大部分营自生生活，分布在海洋、土壤、水体或腐败动植物内。医学原虫（medical protozoa）有40余种，原虫的结构与单个动物细胞一样，由细胞膜、细胞质和细胞核组成。原虫的细胞质内有时可见多种内含物如食物泡、糖原泡和拟染色体，以及虫体代谢的产物如疟色素等。医学原虫的细胞核多数为泡状核，染色质少且呈颗粒状，分布于核质或核膜内缘，只含有一个核仁。少数纤毛虫为实质核，核大而不规则，染色质丰富，常具有一个以上核仁。

医学原虫感染宿主后的危害程度主要依赖于虫种的毒力、虫体数量和宿主抵抗力，被感染者的临床表现从无症状直至危及生命。

（杨　光）

第二节 阿 米 巴

阿米巴（amoeba）属于肉足鞭毛门的叶足纲，形态特征为具有叶状伪足的运动细胞器。生活史一般分为活动期的滋养体和不具活动能力的包囊，营无性繁殖。在人体肠腔内可生活多种阿米巴，只有溶组织内阿米巴可引起人类的疾病。其他阿米巴均为肠道共栖原虫，一般不侵入人体组织且不具有致病性。此外，还有些营自生生活的阿米巴偶然可以侵入人体，引起严重疾病。

（一）实验目的与要求

1. 掌握

掌握溶组织内阿米巴包囊和滋养体的形态特征，并能区别溶组织内阿米巴包囊和结肠内阿米巴包囊。

2. 熟悉

熟悉检查包囊用的碘染色涂片法。

3. 了解

了解阿米巴病肠溃疡。

（二）实验内容

1. 自学标本

自学标本为镜下观察溶组织内阿米巴滋养体和包囊及结肠内阿米巴包囊。

2. 示教标本

示教标本为镜下观察结肠内阿米巴滋养体和肠阿米巴病理组织切片。

3. 实验操作

实验操作为阿米巴包囊碘染色涂片法。

（三）自学标本

1. 溶组织内阿米巴滋养体（吞食红细胞）

用油镜观察染色标本，虫体内、外质分界明显。外质透明，可见舌状或指状伪足。内质呈颗粒状，颗粒细小而均匀，内有一个圆形核，核膜内缘的染色质粒（核周颗粒）大小较一致，排列整齐，核仁小而圆，居中或近中央位，核仁与核膜间可见网状核纤维，内质中含有食物泡，食物泡内可见被吞噬的红细胞，这是滋养体的主要特征，红细胞的形态随消化程度不同而异，吞噬的红细胞被染成蓝灰色，被消化的红细胞着色浅，呈灰白色（图 3-2-1）。

2. 溶组织内阿米巴滋养体（未吞食红细胞）

用油镜观察染色标本，其形态与吞食红细胞滋养体相似，但虫体较小，外质较少，内质不含被吞食的红细胞（图 3-2-2）。

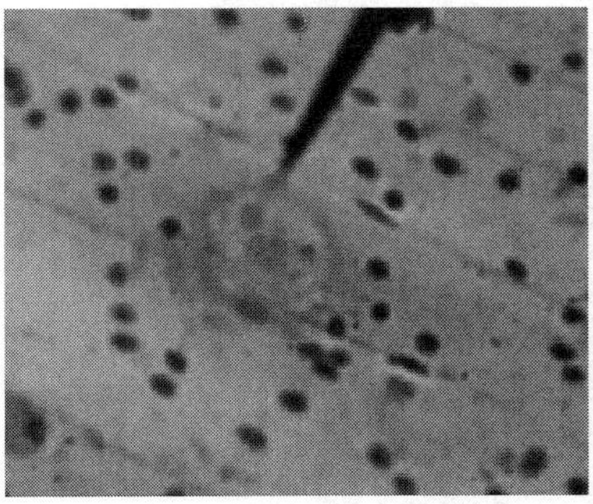

图 3-2-1　溶组织内阿米巴滋养体（铁苏木素染色，×1 000）

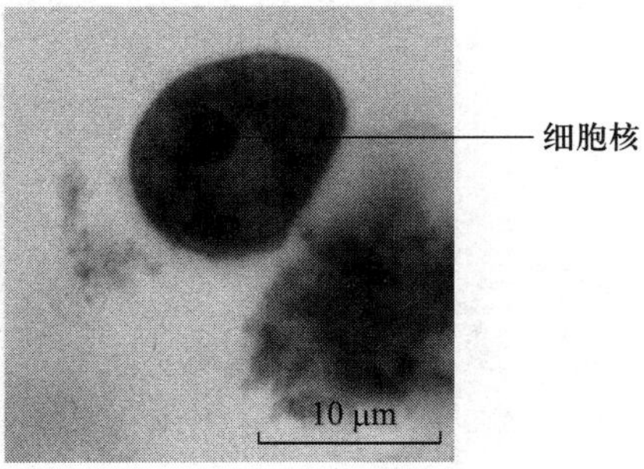

图 3-2-2　溶组织内阿米巴滋养体（碘染色，×1 000）

3. 溶组织内阿米巴包囊

用油镜观察染色包囊，包囊呈圆球形，染成蓝黑色。囊壁厚，不着色。核通常

1~4 个，成熟包囊具 4 个核，核的形态和滋养体相同（图 3-2-3）。糖原泡在制片时被乙醇溶解，成为空泡，拟染色体深蓝色，呈棒状，两端钝圆。成熟的四核包囊拟染色体和糖原泡消失。

4. 结肠内阿米巴包囊

用油镜观察染色标本，结肠内阿米巴包囊较溶组织内阿米巴的包囊大，呈圆球形，胞核 1~16 个，以 8 核为最常见，核仁常常偏于一边，核膜内缘的染色质粒粗而不均匀，排列不整齐。8 核包囊为成熟包囊，未成熟包囊可见糖原泡（已成为空泡）及拟染色体，拟染色体的两端不整齐似碎片状或草束状（图 3-2-4）。

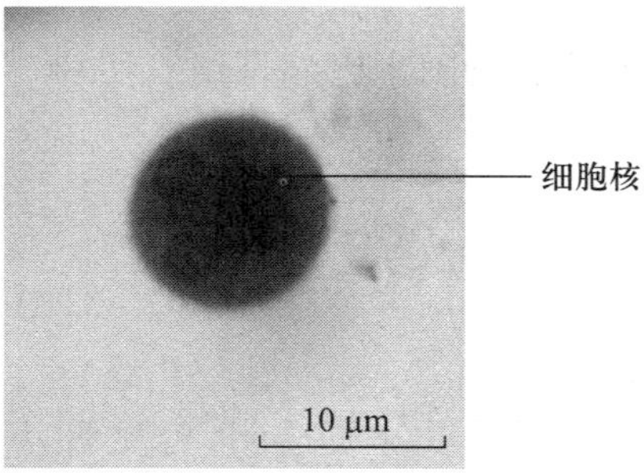

图 3-2-3 溶组织内阿米包囊（碘染色，×1 000）

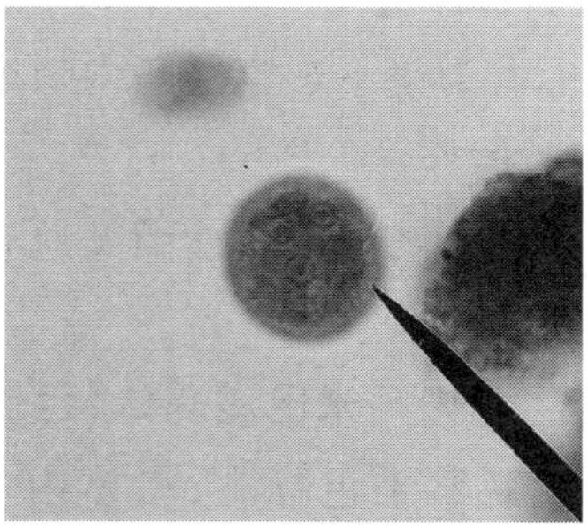

图 3-2-4 结肠内阿米巴包囊（铁苏木素染色，×1 000）

（四）示教标本

1. 肠阿米巴病理组织切片

镜下可见肠黏膜出现溃疡，溃疡口小底大，呈烧瓶状，周围组织可见到滋养体，有大量红细胞和白细胞浸润（图 3-2-5）。

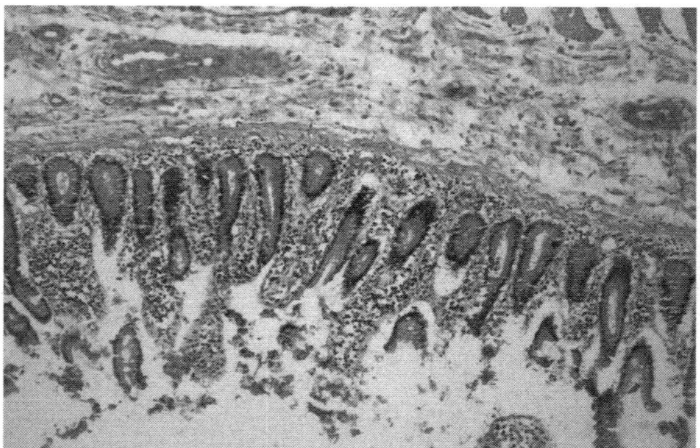

图 3-2-5 肠阿米巴病理组织切片（苏木素伊红染色，×400）

2. 肠阿米巴溃疡浸制标本

肠黏膜出现点状溃疡，如溃疡底部贯通，肠黏膜脱落，可出现肠出血和肠穿孔。

（五）实验操作

选取的主要实验方法为阿米巴包囊碘染色涂片法。

1. 碘液配方

染色用的碘液常用配方有如下两种。

（1）卢戈碘液　碘化钾 6 g 溶于 100 mL 蒸馏水中，再加入碘 4 g 待溶解后即可使用。

（2）狄恩托尼碘液　碘化钾 1 g 溶于 100 mL 蒸馏水中，再加入碘 1.5 g 待溶解后使用。

2. 染色步骤

碘染色涂片法是检查阿米巴包囊常用方法，步骤如下：①取洁净的载玻片，滴一滴碘液，碘液不得过多或过少，以不浮起玻片为宜。②以竹签挑起少许粪便，在碘液中涂抹，不可有粗大颗粒，涂片的厚薄应比涂片找虫卵的厚度薄一点，涂好后盖上盖玻片。

3. 观察

先用低倍镜查，如发现形似包囊的可疑物转高倍镜观察，但要注意调节光线，视野过亮或过暗都影响观察结果。染色后包囊棕黄色，呈圆球形，囊壁不着色，发亮。核呈小圆圈状，糖原泡较深，边界不明显。拟染色体呈亮棒状。

（六）实验报告

绘制溶组织内阿米巴包囊和结肠内阿米巴包囊图，并注明结构。

（杨　光）

第三节　鞭　毛　虫

鞭毛虫（flagellate）是以鞭毛作为运动细胞器的原虫。因种类的不同，虫体有一根或数根鞭毛，以二分裂方式繁殖。鞭毛虫中的动鞭毛纲（Zoomastigophorea）对人体危害较大，有杜氏利什曼原虫、蓝氏贾第鞭毛虫、阴道毛滴虫等。鞭毛虫多为单核，具鞭毛 1 根或多根，用于运动和感觉；具薄而坚韧的表膜或被以一层胶状物，为无性（纵裂）或有性生殖。

一、杜氏利什曼原虫

利什曼原虫（*Leishmania spp.*）泛指利什曼属的锥体科原虫，其生活史有前鞭毛体（promastigote）和无鞭毛体（amastigote）两个时期；前者寄生于节肢动物（白蛉）的消化道内，后者寄生于哺乳类或脊椎动物的细胞内，通过白蛉传播。在我国流行的是杜氏利什曼原虫(*L. donovani*),它能引起黑热病。杜氏利什曼原虫的无鞭毛体主要寄生在肝、脾、骨髓、淋巴结等器官的巨噬细胞内,常引起全身症状,如发热、肝脾大、贫血、鼻出血等。在印度,患者皮肤常有暗的色素沉着,并有发热,故又称 kala-azar,即黑热的意思(黑热病)。因其致病性较强,如不及时治疗常因并发症死亡,病死率可高达 90% 以上。以实验室检获骨髓或外周血病原体为确诊依据。辅助诊断方法也具有临床意义,包括免疫学试验、分子生物学检查等。

(一) 实验目的与要求

1. 掌握

掌握杜氏利什曼原虫无鞭毛体(利杜体)的形态特征。

2. 了解

了解杜氏利什曼原虫前鞭毛体的形态特征。

(二) 实验内容

1. 自学标本

自学标本为镜下观察无鞭毛体。

2. 示教标本

示教标本为镜下观察前鞭毛体、中华白蛉。

3. 实验操作

实验操作采用前鞭毛体人工培养法。

(三) 自学标本

自学标本以无鞭毛体为例。

无鞭毛体又称为利杜体,虫体呈卵圆形,大小为(2.9~5.7)μm×(1.8~4.0)μm,寄生于人和其他哺乳动物的巨噬细胞内。吉姆萨染色后,细胞质呈淡蓝色,内有一个较大的圆形核,呈红色或淡紫色。动基体位于核旁,着色较深,细小杆状。在高倍镜下有时可见虫体从前端颗粒状的基体(basal body)发出一条根丝体(rhizoplast)。基体靠近动基体,在普通光镜下不易区分(图 3-3-1)。

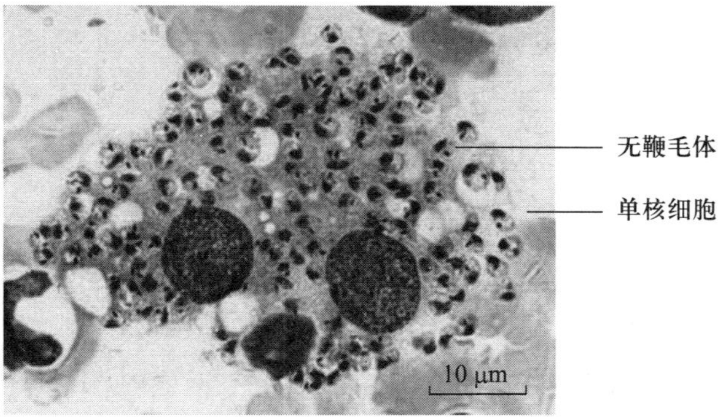

图 3-3-1　杜氏利什曼原虫无鞭毛体(吉姆萨染色,×1 000)

（四）示教标本

1. 前鞭毛体

采用油镜观察，吉姆萨染色。虫体细长呈梭形，前端稍钝，后端尖细，比无鞭毛体长5倍以上，细胞质染成淡红或蓝色，核和动基体染成紫红色，核位于虫体中央，动基体位于虫体前端，基体在动基体之前，由此发出一根向前游离的鞭毛（图3-3-2）。

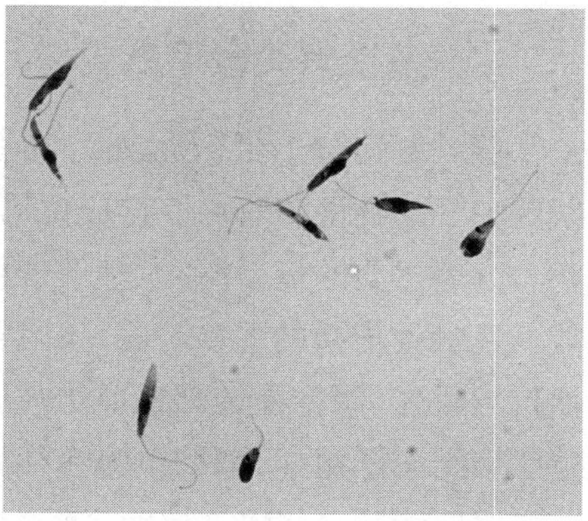

图3-3-2 杜氏利什曼原虫前鞭毛体
（吉姆萨染色，×1 000）

2. 中华白蛉

中华白蛉为黑热病的传播媒介，用解剖镜或放大镜观察。成虫体小，长3~3.5 mm，淡黄色；头部有一对大而黑的复眼；全身密被细毛，胸向背面隆起，似驼背；翅1对，足3对，细长、多毛。

（五）实验操作

人工培养法培养前鞭毛体，常用培养基为3N培养基（Novy-MacNeal-Nicolle culture medium）。

1. 培养基成分

琼脂14 g，氯化钠6 g，加双蒸水900 mL。

2. 培养基制备

将琼脂、氯化钠和双蒸水加热溶解后分装至试管中，每管3~5 mL，加棉塞塞紧管口，高压灭菌（121℃，20 min），冷却至48℃时，每管加入相当于培养基1/3量的新鲜无菌去纤维蛋白兔血1~1.5 mL，混匀后冷却成斜面。每管加入洛克液（Locke's solution）0.2~0.3 mL，用无菌的橡皮塞将试管口塞紧，置37℃温箱中培育24 h，证明无菌后置于4℃冰箱备用。接种前加青霉素和链霉素。

3. 培养方法

将骨髓、淋巴结穿刺液或皮肤刮取物加入试管中，置22~25℃温箱中培养。每2~3 d取少量培养液涂片镜检。有的需要2~3周才可查见前鞭毛体。若为阴性，则需转种培养1个月后再报告结果。培养得到的是杜氏利什曼原虫前鞭毛体。

4. 注意事项

（1）涂片用的载玻片须洁净无油污。

（2）前鞭毛体的生长与温度密切相关，须控制适宜的培养温度。

（3）配制培养基、接种和检查培养情况时，全程均应执行严密的无菌操作。

（六）实验报告

绘制杜氏利什曼原虫无鞭毛体图（尽可能找到寄生于巨噬细胞内的虫体），并注明结构。

二、蓝氏贾第鞭毛虫

蓝氏贾第鞭毛虫(*Giardia lamblia*)是鞭毛纲的一种原生动物,主要寄生在人和某些哺乳动物的小肠内。蓝氏贾第鞭毛虫病简称贾第虫病,感染后以腹泻为主要症状。人是主要的传染源,尤其携带包囊者,往往一人带包囊全家感染,国内外均有记载。包囊是传播的主要阶段,人因吞食被包囊污染的水和食物而感染。包囊在外界抵抗力较强,用冷冻蚀刻复形法的透射电镜观察,将包囊壁劈开,显示囊壁由千余层板状膜结构所组成,表明包囊在外界具有很强的自身保护作用。以实验室粪便中检获病原体为确诊依据。辅助诊断方法也具有临床意义,包括免疫学试验、分子生物学检查等。

(一) 实验目的与要求

1. 掌握

掌握蓝氏贾第鞭毛虫包囊的形态特征,并与常见阿米巴包囊鉴别。

2. 熟悉

熟悉蓝氏贾第鞭毛虫滋养体的形态结构特征。

(二) 实验内容

1. 自学标本

自学标本为镜下观察蓝氏贾第鞭毛虫包囊与滋养体。

2. 实验操作

实验操作采用碘染色涂片法检查蓝氏贾第鞭毛虫包囊。

(三) 自学标本

1. 滋养体

蓝氏贾第鞭毛虫滋养体形态为倒置的半个梨形,左右对称,长 9~21 μm,宽 5~15 μm,厚 2~4 μm,前端钝圆,后端尖细,侧面观察背面隆起,腹面扁平,其前半部向内凹陷,在凹陷处有一个分左右两叶的吸盘。电镜下可见吸盘内部由微管和微丝加固,周围有条纹状含收缩蛋白的细胞质边缘,柔软而具收缩性,借以吸附宿主的肠黏膜。吸盘两叶间有腹部凹槽,增加吸附作用。染色标本可见每叶吸盘背侧各有一个圆形的泡状胞核。核内各有一个大核仁,四周有空隙区,使并列的双核构成独特的形态。虫体有轴柱一对,平行纵贯全虫,中部可见一个半月形的基体复合器,为 4 对鞭毛发出处。鞭毛按伸出虫体的部位,分前侧鞭毛、后侧鞭毛、腹鞭毛和尾鞭毛各 1 对(图 3-3-3)。滋养体借鞭毛做活泼的翻滚运动。腹鞭毛摆动产生的液流提供吸盘产生吸附的动力。虫体通过胞饮作用摄取营养并从体表吸收葡萄糖、类脂等。

2. 包囊

蓝氏贾第鞭毛虫包囊呈椭圆形,囊壁厚,大小为(8~12)μm×(7~10)μm,碘液染色后呈黄绿色,囊中有 4 个细胞核,偏在一端,并有鞭毛和轴柱组成的丝状物。铁苏木

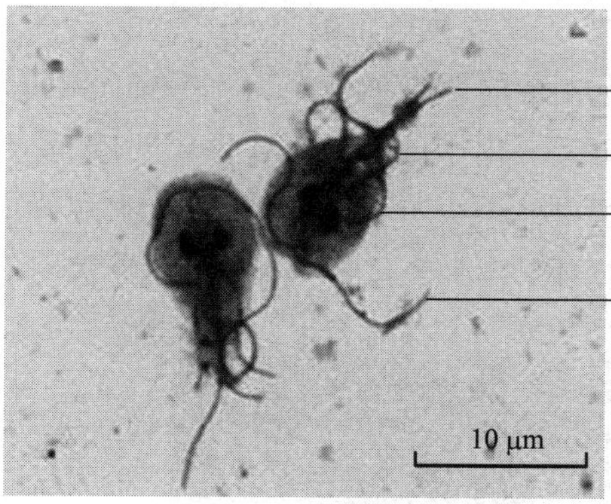

图 3-3-3 蓝氏贾第鞭毛虫滋养体（吉姆萨染色，×1 000）

素染色时囊壁不着色，细胞核内有核仁，丝状物染成黑色，并有弯曲的副基体（图 3-3-4）。

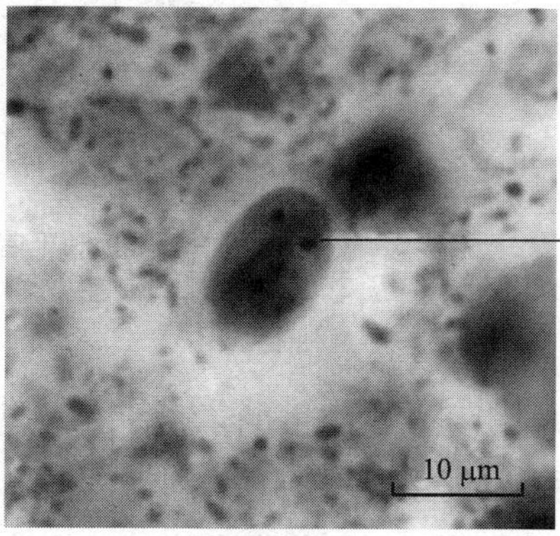

图 3-3-4 蓝氏贾第鞭毛虫包囊（铁苏木素染色，×1 000）

（四）实验操作

碘染色涂片法检查蓝氏贾第鞭毛虫包囊，方法参阅本章第二节阿米巴实验操作。

（五）实验报告

绘制铁苏木素染色的蓝氏贾第鞭毛虫包囊图，并注明结构。

三、阴道毛滴虫

阴道毛滴虫（*Trichomonas vaginalis*）是寄生在人体阴道和泌尿道的鞭毛虫，主要引起滴虫性阴道炎和尿道炎（以性传播为主的一种传染病）。实验室以检获病原体为确诊依据。

（一）实验目的与要求

掌握阴道毛滴虫滋养体的基本结构。

（二）实验内容

1. 自学标本

自学标本为镜下观察阴道毛滴虫滋养体。

2. 示教标本

示教标本为镜下观察阴道毛滴虫活滋养体。

3. 实验操作

实验操作为培养阴道毛滴虫的滋养体。

（三）自学标本

自学标本以阴道毛滴虫滋养体（玻片标本）为例。

吉姆萨染色，用油镜观察。虫体呈梨形、短椭圆形或圆形（在制作标本过程中，因涂片等因素或可导致外形改变)。虫体前部有染成红色的核,核的前方有一深紫色的毛基体,由此伸出 5 根鞭毛,4 根向前为前鞭毛,1 根向后,沿波动膜外缘做波浪状向后延伸,末端不游离,为后鞭毛。由于波动膜仅在虫体一侧,常因虫体方位不同,需多观察几个标本才能找到。在虫体中央有一根轴柱,并从末端伸出体外,在细胞质内可以见到染成蓝色的染色颗粒(图 3–3–5)。

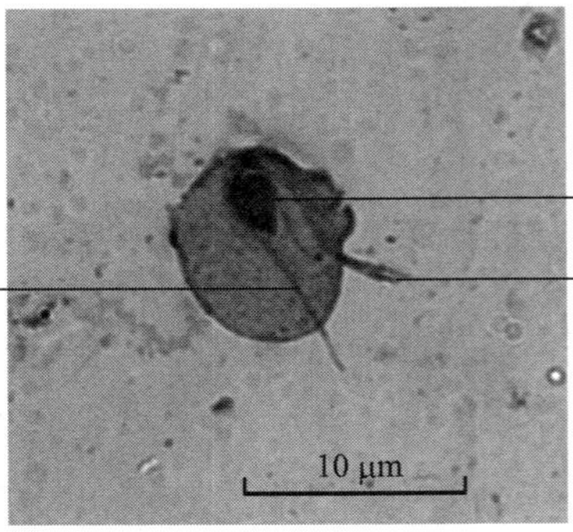

图 3–3–5　阴道毛滴虫滋养体(吉姆萨染色,×1 000)

(四) 示教标本

观察阴道毛滴虫的活滋养体。先在低倍镜下(光线宜暗)找出运动的圆球形虫体,再换高倍镜观察活动特点。虫体呈梨形,无色透明,当虫体做螺旋式向前运动时,可见挥动的鞭毛和做波浪状运动的波动膜,细胞核不明显,在后端可见伸出虫体的刺状轴柱。观察时应注意保温。

(五) 实验操作

培养阴道毛滴虫的滋养体。

1. 常用培养基

常用培养基为肝浸汤培养基。

(1) 培养基成分　动物肝(兔或牛)15 g,蛋白胨 2 g,麦芽糖 1 g,氯化钠 0.5 g,半胱氨酸盐酸盐 0.2 g,蒸馏水 100 mL。

(2) 培养基制备　先将肝洗净研碎,加蒸馏水 100 mL,混匀后置于 4℃冰箱中冷浸 24~48 h。冷浸取出后加热煮沸 30 min,4 层纱布过滤,补足蒸发的水分,可得清亮的肝浸液。在肝浸液中加入上述其他成分,溶解后调整 pH 至 5.6~5.8,高压灭菌后置 4℃冰箱备用。培养前加灭活小牛血清及青霉素和链霉素。

2. 培养方法

取阴道分泌物接种于上述培养基中,置 37℃温箱中培养。48 h 后涂片镜检。

(六) 实验报告

绘制吉姆萨染色的阴道毛滴虫图,并注明结构。

(徐志鹏)

第四节 孢 子 虫

孢子虫属顶复门的孢子虫纲(ClassSporozoa),均营寄生生活,生活史复杂,生殖方式包括无性生殖和有性生殖两类。无性生殖有裂体增殖(schizogony)及孢子生殖(sporogony),有性生殖通过雌雄配子结合进行配子生殖(gametogony)。两种生殖方式可在同一宿主或不同宿主体内完成,但虫种不同其无性发育的类型和数量及有性分化的差异有明显不同。对人体危害较严重的孢子虫有疟原虫、弓形虫、隐孢子虫和巴贝虫等。

一、疟原虫

(一) 实验目的与要求

1. 掌握

掌握间日疟原虫红细胞内期各阶段及恶性疟原虫环状体和配子体形态特征,薄血膜的制作及吉姆萨染色方法。

2. 熟悉

熟悉外周血薄血膜的制作及其中疟原虫的形态特点。

3. 了解

了解三日疟原虫、卵形疟原虫的形态特点。

(二) 实验内容

1. 自学标本

自学标本为镜下观察间日疟原虫小滋养体、大滋养体、未成熟及成熟裂殖体、配子体,恶性疟原虫环状体、配子体(薄血膜吉姆萨染色)。

2. 示教标本

示教标本为镜下观察恶性疟原虫子孢子及卵囊、卵形疟原虫大滋养体、三日疟原虫裂殖体形态特征(薄血膜吉姆萨染色)。

3. 实验操作

实验操作采用外周血薄血膜涂片及吉姆萨染色。

(三) 自学标本

1. 间日疟原虫红细胞内期与配子体(薄血膜)

(1) 环状体(早期滋养体) 呈环状,细胞质为蓝色环形,中间有空泡;核为红色点状,位于环的一侧,约占红细胞直径的1/3(图3-4-1)。

(2) 大滋养体(晚期滋养体) 形状多不规则,细胞质增多,出现黄褐色疟色素。核增大,但未分裂(图3-4-2)。

(3) 未成熟裂殖体(早期裂殖体) 细胞质不分裂,虫体渐呈圆形,空泡消失。细胞质内疟色素仍较多并开始集中;核开始分裂,数目在两个以上(图3-4-3)。

（4）成熟裂殖体（晚期裂殖体）　裂殖子为 12~24 个，排列不规则，疟色素集中成堆，虫体占满胀大的红细胞（图 3-4-4）。

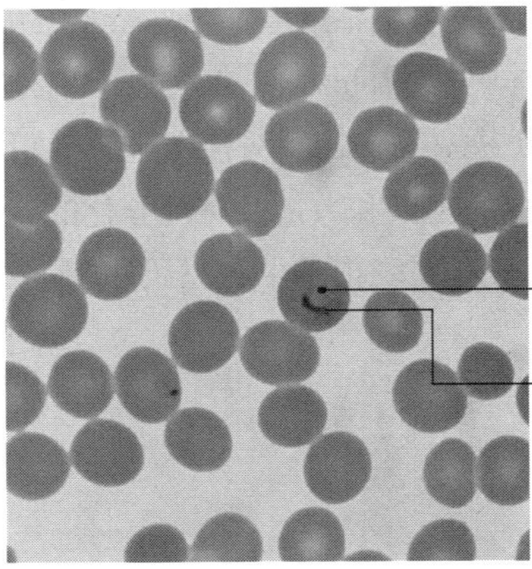

图 3-4-1　间日疟原虫环状体（吉姆萨染色，×1 000）

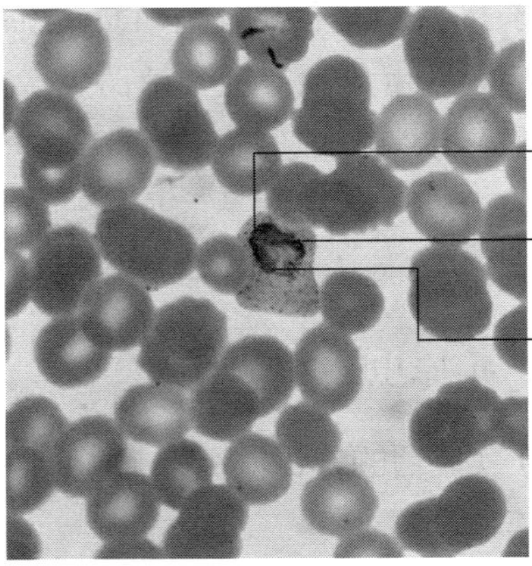

图 3-4-2　间日疟原虫大滋养体（吉姆萨染色，×1 000）

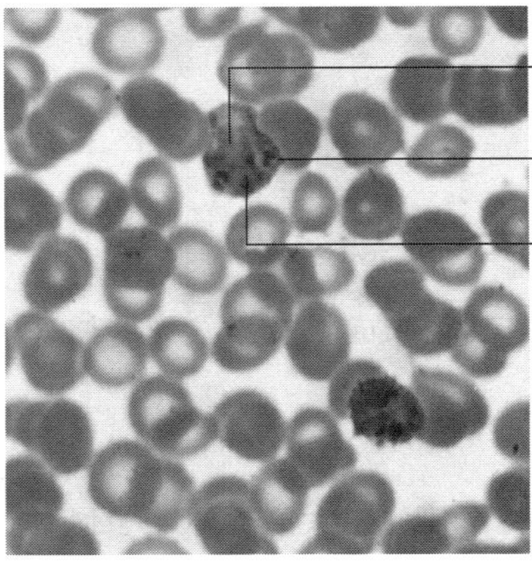

图 3-4-3　间日疟原虫未成熟裂殖体（吉姆萨染色，×1 000）

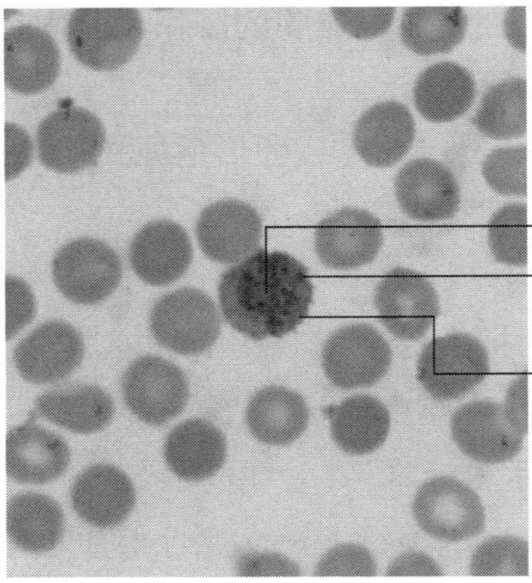

图 3-4-4　间日疟原虫成熟裂殖体（吉姆萨染色，×1 000）

（5）配子体　体积较大，细胞质规则，没有空泡，有一个细胞核，疟色素颗粒较多，分布均匀。雌配子体：呈椭圆形或圆形，占满胀大的红细胞，细胞质蓝色，核结实，较小，深红色，偏于一侧。雄配子体：呈圆形，略大于正常红细胞，胞质蓝而略带红色，核疏松，淡红色，位于中央（图 3-4-5）。

2. 恶性疟原虫环状体与配子体

（1）环状体（早期滋养体）　形态纤细，直径约为红细胞的 1/6，有 1~2 个核（核的早期分裂），有时寄生于红细胞的边缘，核突出于红细胞外缘，细胞质只有两条弧形的线，如飞鸟状（图 3-4-6）。

（2）配子体 呈香蕉状，核及疟色素均集中于中央。有时，被疟原虫寄生的红细胞外缘看不清（图 3–4–7）。

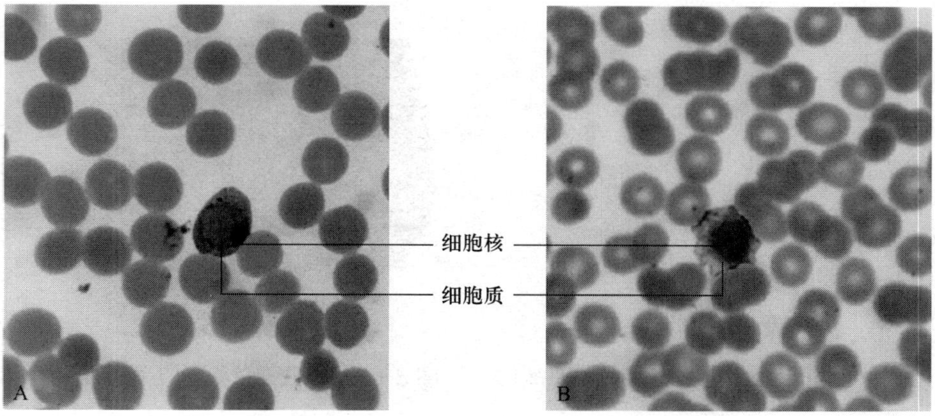

图 3–4–5 间日疟原虫配子体（吉姆萨染色，×1 000）

A. 雌配子体 B. 雄配子体

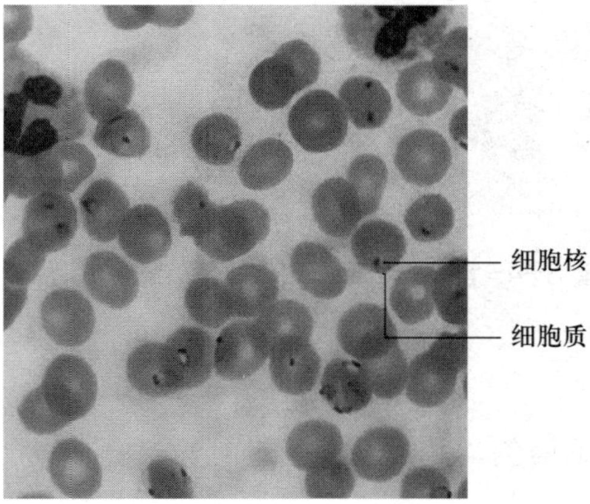

图 3–4–6 恶性疟原虫环状体（吉姆萨染色，×1 000）

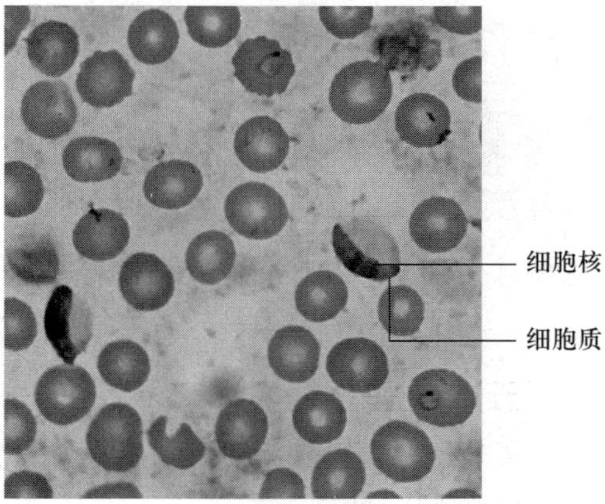

图 3–4–7 恶性疟原虫配子体（吉姆萨染色，×1 000）

（四）示教标本

1. 恶性疟原虫子孢子

恶性疟原虫子孢子呈细长梭状，内含一个紫红色的核（图 3–4–8）。

2. 恶性疟原虫卵囊

观察蚊胃壁上圆形的小囊，成熟的还可见其内有成簇排列的子孢子（图 3–4–9）。

3. 卵形疟原虫滋养体

卵形疟原虫滋养体虫体紧凑，呈圆形或椭圆形，细胞核呈红色且较大，细胞质蓝色，绿色素颗粒明显。被寄生红细胞胀大不明显，会出现刺状脱尾，如“伞矢状”“彗星状”“柳叶状”等形态，红细胞内也会出现薛氏点，点细小数多，分布均匀（图 3–4–10）。

4. 三日疟原虫裂殖体

三日疟原虫裂殖体的细胞核为 6~12 个，呈单瓣菊花状排列，疟色素聚集于中央（图 3-4-11）。

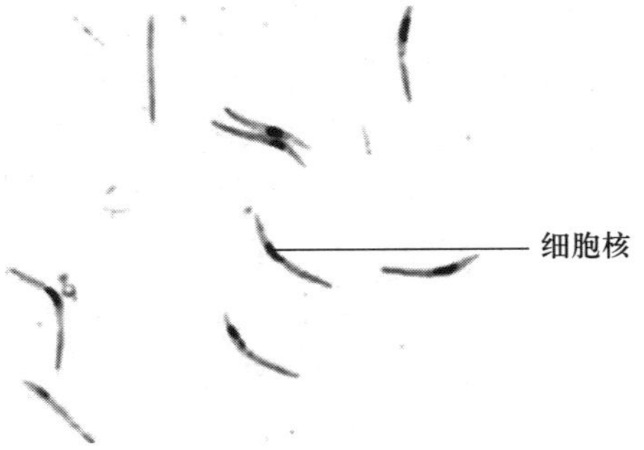

图 3-4-8　恶性疟原虫子孢子（吉姆萨染色）

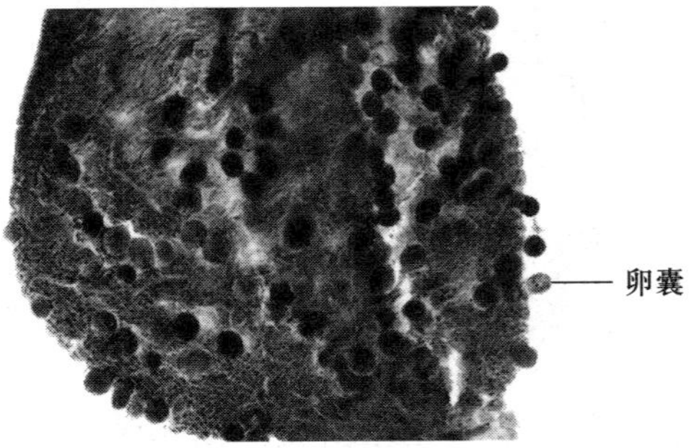

图 3-4-9　蚊胃壁卵囊（吉姆萨染色，×400）

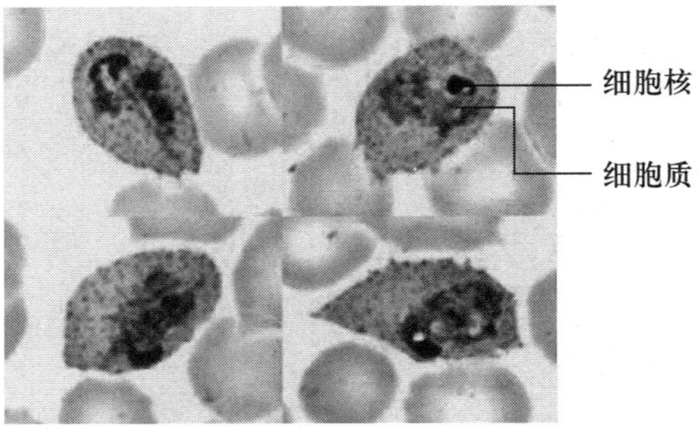

图 3-4-10　卵形疟原虫滋养体（吉姆萨染色，×1 000）

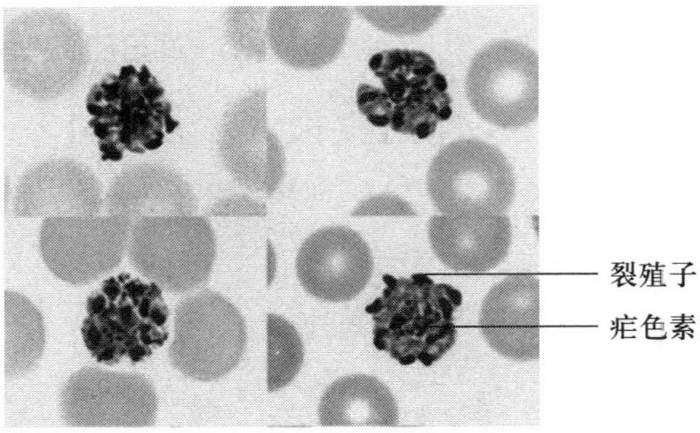

图 3-4-11　三日疟原虫裂殖体（吉姆萨染色，×1 000）

（五）实验操作

实验操作采用外周血薄血膜涂片及吉姆萨染色。

1. 材料和试剂

载玻片、甲醇、2.5% 吉姆萨染色液（pH 7.2）、磷酸盐缓冲液（pH 6.8）。

2. 薄血膜制作及吉姆萨染色方法

（1）耳垂或手指皮肤消毒，采血。

（2）推片　左手用拇指和示指握住玻片两端，右手取一干净推片握住两边，用推片的一端去刮取耳垂或手指血，迅速按在玻片中段面上，使推片和玻片成 30° 角往前轻轻推去，推片角度与血膜的厚薄有关。

（3）血膜规格　要求玻片两边留有余地，尾部末端要呈舌形。

（4）血片干燥，甲醇固定。

（5）吉姆萨染色　将吉姆萨染色液用 pH 6.8 的磷酸盐缓冲液做 15~20 倍稀释。在血膜上滴加稀释的吉姆萨染色液，染色 20~30 min（37℃条件下仅需 15 min），用自来水轻轻冲洗，干燥后镜检。

（六）实验报告

1. 绘制间日疟原虫红细胞内期各阶段形态图。

2. 绘制恶性疟原虫环状体和配子体图。

二、刚地弓形虫

（一）实验目的与要求

1. 掌握

掌握弓形虫速殖子与包囊的形态特征。

2. 熟悉

熟悉血涂片查弓形虫的操作方法。

3. 了解

了解弓形虫感染小鼠动物模型建立的方法。

（二）实验内容

1. 自学标本

自学标本为镜下观察弓形虫速殖子（涂片与吉姆萨染色标本）与包囊（组织压片标本）。

2. 示教标本

示教标本为镜下观察弓形虫卵囊（粪便涂片标本）。

3. 实验操作

实验操作采用弓形虫速殖子吉姆萨染色。

（三）自学标本

1. 速殖子和假包囊

弓形虫速殖体在中间宿主的有核细胞和终末宿主猫科动物的有核细胞（除肠上皮细胞外）中迅速繁殖。含有大量速殖子的宿主细胞称为假包囊。速殖子通常呈新月形，大小约为 2 μm×6 μm，前端尖（圆锥形），后端圆。细胞核通常位于中央区域，含有成簇的染色质和位于中央的核仁（图 3–4–12）。

2. 包囊

弓形虫包囊为在组织中形成的直径为 5~100 μm、圆形或椭圆形囊性结构，一个包囊可能包含数百个缓殖子。囊壁由缓殖子分泌物形成，缓殖子在包囊内缓慢增殖（图 3–4–13）。

（四）示教标本

示教标本以弓形虫卵囊为例。

弓形虫卵囊从猫粪便中排出，呈圆形或椭圆形，直径 10~12 μm，有两层光滑的囊壁，卵囊内充满均匀的小颗粒；成熟卵囊含有 2 个孢子囊，每个孢子囊含有 4 个子孢子，其在形态上与速殖子或缓殖子相似（图 3–4–14）。

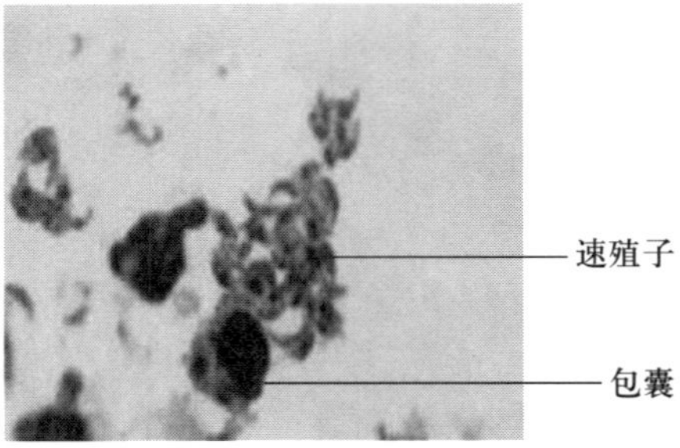

图 3-4-12　弓形虫速殖子与假包囊（吉姆萨染色，×1 000）

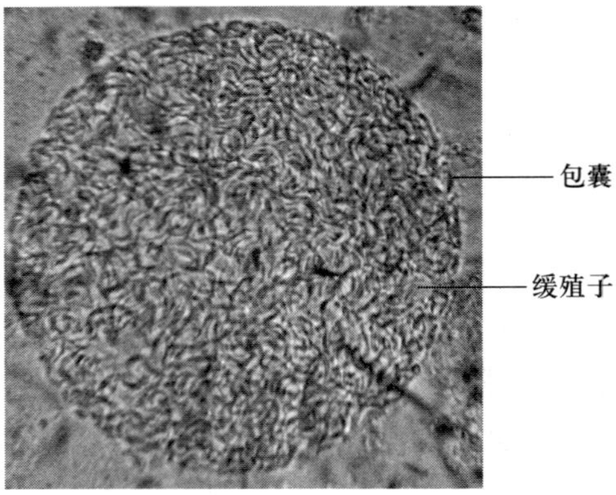

图 3-4-13　弓形虫组织包囊（吉姆萨染色，×1 000）

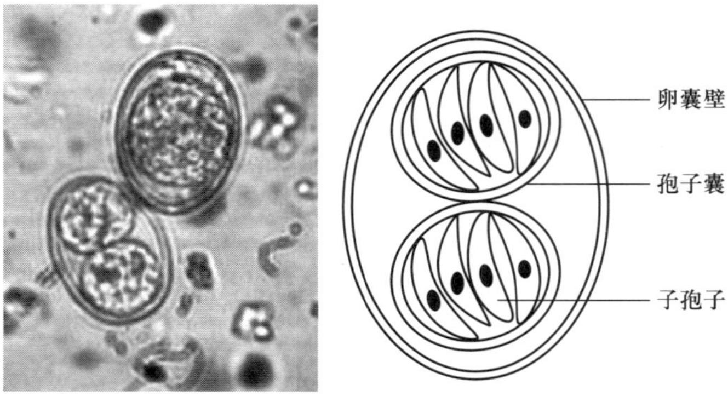

图 3-4-14　弓形虫卵囊（×1 000）

（五）实验操作

实验操作采用弓形虫速殖子吉姆萨染色。

1. 材料和试剂

载玻片、无水乙醇、2.5% 吉姆萨染色液（pH 7.2）、磷酸盐缓冲液（pH 6.8）。

2. 步骤

载玻片上的组织印迹或组织液涂片用无水乙醇固定 1 min，并重复固定 3 次；用自来水冲洗 1 min；滴加吉姆萨染色液浸泡 20 min；用磷酸盐缓冲液冲洗 5~20 min；在室温下风干，直至涂片完全干燥；在显微镜下用油镜检查涂片。

（六）实验报告

1. 绘制弓形虫速殖子与包囊图。

2. 绘制弓形虫卵囊图。

（李　健　彭鸿娟）

第五节 纤 毛 虫

本节以结肠小袋纤毛虫为例讲述。

（一）实验目的与要求

1. 掌握

掌握结肠小袋纤毛虫滋养体与包囊的形态特征。

2. 熟悉

熟悉生理盐水直接涂片法检查肠道内容物。

（二）实验内容

1. 自学标本

自学标本为镜下观察吉姆萨染色的结肠小袋纤毛虫滋养体与包囊玻片标本。

2. 实验操作

实验操作采用生理盐水直接涂片检查肠道内容物，镜下观察结肠小袋纤毛虫滋养体和包囊。

（三）自学标本

1. 结肠小袋纤毛虫滋养体

结肠小袋纤毛虫滋养体呈长圆形、球形或更细长，长 30~150 μm，宽 25~120 μm；其典型特征是表面有一排排的纤毛，具两个细胞核，即一个大核和一个小核（图 3-5-1）。

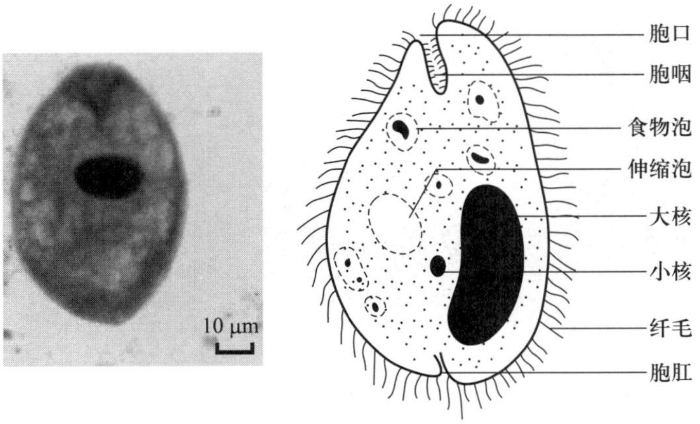

图 3-5-1 结肠小袋纤毛虫滋养体（铁苏木素染色，×1 000）

2. 结肠小袋纤毛虫包囊

结肠小袋纤毛虫包囊为球形或卵球形，直径为 40~60 μm，被囊壁包围，具两个细胞核（图 3-5-2）。

（四）实验操作

生理盐水直接涂片法检查肠道内容物，观察结肠小袋纤毛虫滋养体和包囊。

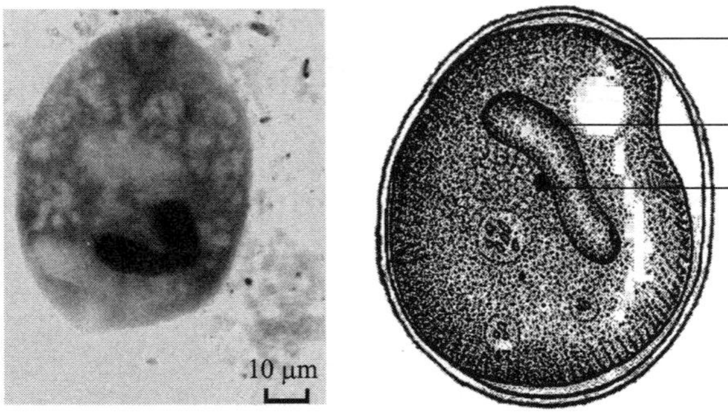

图 3-5-2　结肠小袋纤毛虫包囊（铁苏木素染色，×1 000）

1. 材料和试剂

感染结肠小袋纤毛虫的豚鼠、乙醚、75% 乙醇、剪刀、盖玻片、载玻片、生理盐水、牙签、2%~3% 皂化甲酚溶液。

2. 实验步骤

用乙醚麻醉处死 4 只豚鼠，将其置于解剖盘中，然后用 75% 乙醇消毒。打开腹腔，找到横结肠或降结肠。将一滴生理盐水放在玻片中心。用剪刀切断肠，取出一小部分标本。用牙签拾取一小部分肠道内容物，并与一滴生理盐水混合制成涂片。用盖玻片盖住涂片。在低倍镜下观察结肠小袋纤毛虫滋养体和包囊。

（五）实验报告

绘制结肠小袋纤毛虫滋养体和包囊图。

（彭鸿娟）

数字课程学习……

教学 PPT　　拓展阅读　　自测题

第四章

医学节肢动物

第一节　医学节肢动物概述

节肢动物是动物界中最大的生物类群，种类繁多，分布广泛。其中有一类节肢动物与医学相关，即通过骚扰、螫刺、吸血、毒害、寄生和传播病原体等方式危害人类健康，称医学节肢动物（medical arthropod）。节肢动物的共同特征是：①身体两侧对称，体分节，具有分节的附肢。②外骨骼由几丁质和醌单宁蛋白组成。③循环系统为开放式，具有简单的体腔（又称血腔），血淋巴在其中流动。④发育过程大多经历蜕皮和变态。

医学节肢动物对人体的危害分为直接危害和间接危害。直接危害是指以骚扰、螫刺、吸血、毒害、寄生等方式直接危害人类健康；间接危害是指节肢动物作为媒介传播疾病，它们不但能在人与人之间传播，也能在动物与人之间传播。与医学相关的节肢动物主要分属于5个纲，分别是：昆虫纲（Insecta）、蛛形纲（Arachnida）、甲壳纲（Crustacea）、唇足纲（Chilopoda）和倍足纲（Diplopoda），其中最重要的是昆虫纲和蛛形纲。

（邓　莉）

第二节　医学昆虫

一、蚊

（一）实验目的与要求

1. 掌握

掌握按蚊、库蚊和伊蚊的成虫、虫卵和幼虫的形态特点。

2. 熟悉

熟悉蚊蛹的形态特征。

3. 了解

了解我国主要传病的蚊种及所传播的疾病。

（二）实验内容

1. 自学标本

自学标本为放大镜观察按蚊、库蚊、伊蚊成虫针插标本，显微镜观察按蚊、库蚊和伊蚊虫卵和幼虫玻片标本。

2. 示教标本

示教标本为显微镜观察蚊蛹玻片标本。

（三）自学标本

1. 成蚊

成蚊躯体分为头、胸、腹三部分。①头部：略呈球形，有口器和一对复眼、一对触角、一对触须。口器（喙）为刺吸式口器，是细长的针状结构。触角位于额部，雌蚊分 15 节，雄蚊分 16 节，每节均有一圈轮毛，雄蚊轮毛长而密，雌蚊轮毛短而稀。触须位于喙的两侧（图 4-2-1）。②胸部：分为前胸、中胸和后胸，前、后胸退化，中胸发达。各胸节均有足一对，足细长分节。中胸有翅一对和前气门一对；后胸的翅退化为一对平衡棒，并有后气门一对。蚊翅窄而长，膜质，上覆鳞片。③腹部：分为 10 节，前 8 节可见，第 9~10 节形成外生殖器。雌蚊尾端有尾须一对。雄蚊尾端有一对钳状的抱器。

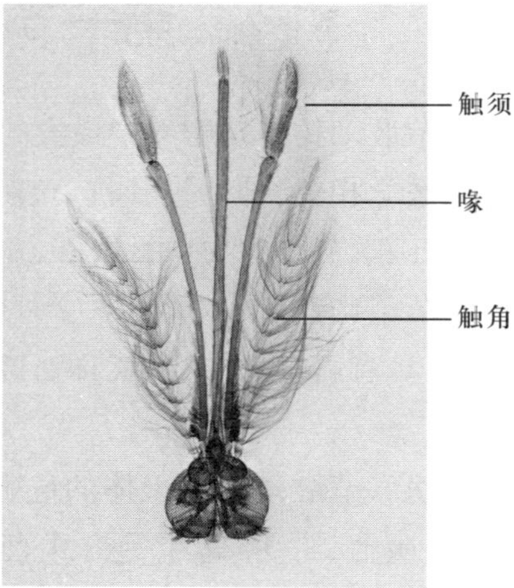

图 4-2-1　按蚊（雄）头部

（1）按蚊属（*Anopheles*）　体色呈灰褐色或棕褐色。在停息时身体与停落面成一定角度（图 4-2-2）。按蚊属雌蚊的触须与喙等长，雄蚊触须也与喙等长且末端膨大呈棍棒状。常见蚊种通常翅前缘有白斑（图 4-2-2，图 4-2-3）。

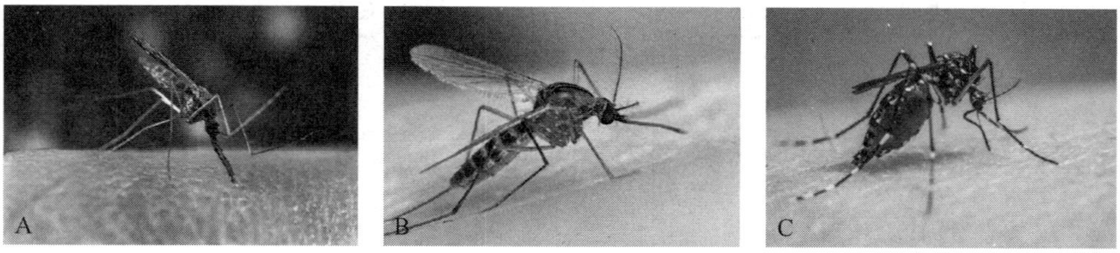

图 4-2-2　成蚊停息状态

A. 按蚊　B. 库蚊　C. 伊蚊

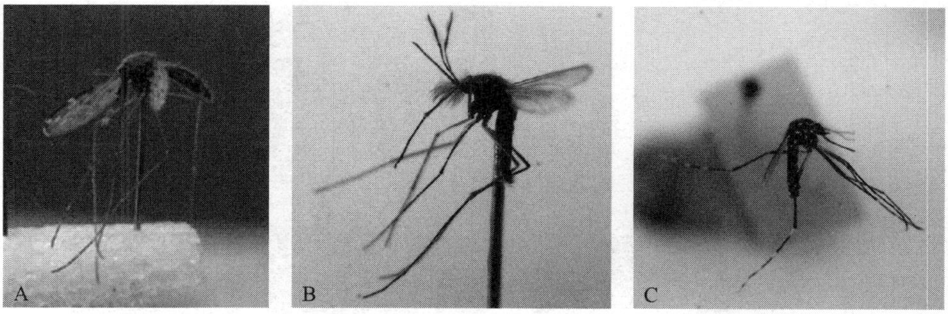

图 4-2-3　成蚊针插标本

A. 按蚊　B. 库蚊　C. 伊蚊

（2）库蚊属（*Culex*）　多呈棕色或棕褐色。停息时身体与停落面平行（图 4-2-2）。库蚊雌蚊的触须比喙短，而雄蚊的触须比喙长。常见蚊种通常翅前缘无白斑（图 4-2-3）。

（3）伊蚊属（*Aedes*）　多呈黑色。停息时身体与停落面平行（图 4-2-2）。伊蚊雌蚊的触须比喙短，雄蚊的触须比喙长。翅前缘无白斑，足上有银白色环（图 4-2-3）。

2. 蚊卵

蚊卵长 0.5~1 mm，宽 0.2 mm（图 4-2-4）。

（1）按蚊卵　一般为舟形，背腹面有浮囊，可单个浮在水面上。

（2）库蚊卵　呈圆锥形，彼此聚集成卵筏浮于水面。

（3）伊蚊卵　呈橄榄形，卵产出后不久即分散沉于水底。

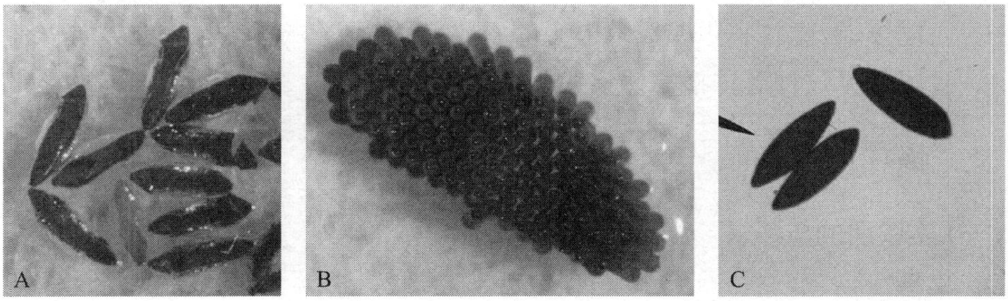

图 4-2-4　成蚊卵

A. 按蚊卵（×100）　B. 库蚊卵（×40）　C. 伊蚊卵（×100）

3. 幼虫

蚊幼虫躯体分头、胸、腹三部分，又称孑孓。头部有一对触角、单眼和复眼，口器为咀嚼式口器。胸部由前胸、中胸和后胸融合而成，不分节。腹部分 10 节，按蚊幼虫的后胸和腹节有掌状毛，无呼吸管但有气门，生活时可浮于水面并与水面平行。库蚊和伊蚊幼虫均有呼吸管，生活时与水面成一定角度（图 4-2-5）。

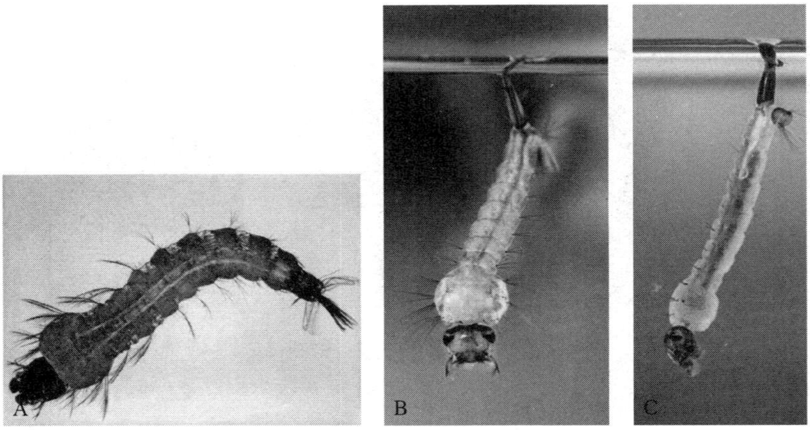

图 4-2-5　蚊幼虫

A. 按蚊幼虫　B. 库蚊幼虫　C. 伊蚊幼虫

(四) 示教标本

示教标本以蛹为例。

蛹呈逗点状，分为头胸部和腹部，头胸部膨大，腹部弯曲。胸部有一对呼吸管，按蚊属的呼吸管呈漏斗状，基部小，开口较大，有裂隙；库蚊属的呼吸管细长呈管状，开口小，无裂隙；伊蚊属的呼吸管有长有短，开口斜向或三角形，无裂隙（图 4-2-6）。

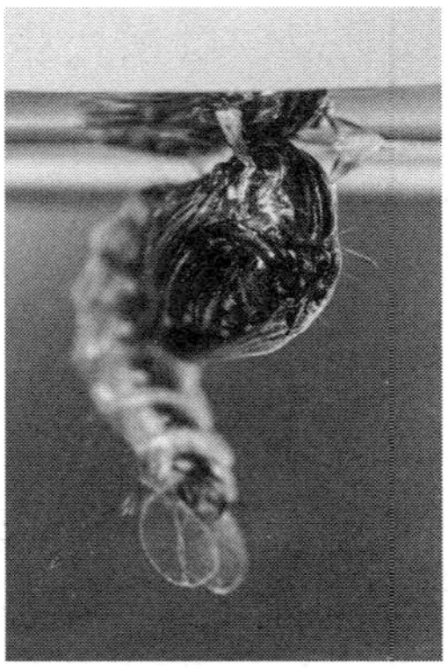

图 4-2-6　蛹

(五) 实验报告

1. 简述按蚊、库蚊和伊蚊成蚊形态的主要鉴别特征。
2. 我国常见蚊种可传播哪些疾病？

二、蝇

(一) 实验目的与要求

1. 掌握

掌握常见蝇种的形态特征及与传播疾病相关的结构。

2. 了解

了解蝇生活史各发育阶段的形态。

(二) 实验内容

1. 自学标本

自学标本为放大镜观察舍蝇、金蝇、麻蝇成蝇针插标本。

2. 示教标本

示教标本为低倍镜下观察蝇头、蝇足玻片标本。

（三）自学标本

自学标本以成蝇为例。

成蝇躯体分为头、胸、腹三部分。①头部：呈半球形，头部两侧有一对复眼，复眼大。头顶中央位于复眼之间有单眼3个，排列成三角形。有触角一对。前下方有口器。②胸部：分为前胸、中胸、后胸，每节有一对足；中胸发达，有一对翅；后胸有一对平衡棒。③腹部：由11节组成，一般仅可见前5节，其余各节演化为外生殖器。

1. 舍蝇（*Musca domestica*）

舍蝇体长5~7 mm，呈灰褐色。胸背部有4条明显的黑色纵条，腹部橙黄色，基部两侧尤为明显（图4-2-7）。

2. 大头金蝇（*Chrysomyia megacephala*）

大头金蝇体长8~11 mm，体型肥大，呈青绿色金属光泽，头大，复眼深红色，颊部橙黄色（图4-2-8）。

3. 黑尾黑麻蝇（*Helicophagella melanura*）

黑尾黑麻蝇体长6~12 mm，呈暗灰色，胸背部有3条黑色纵条，腹部背面有黑白相间的棋盘状斑（图4-2-9）。

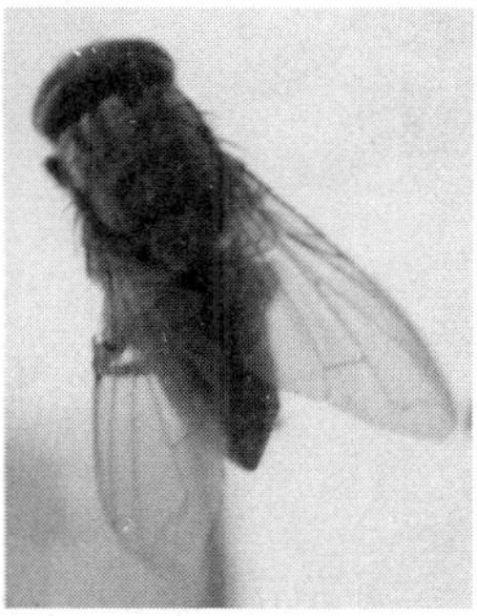

图4-2-7　舍蝇

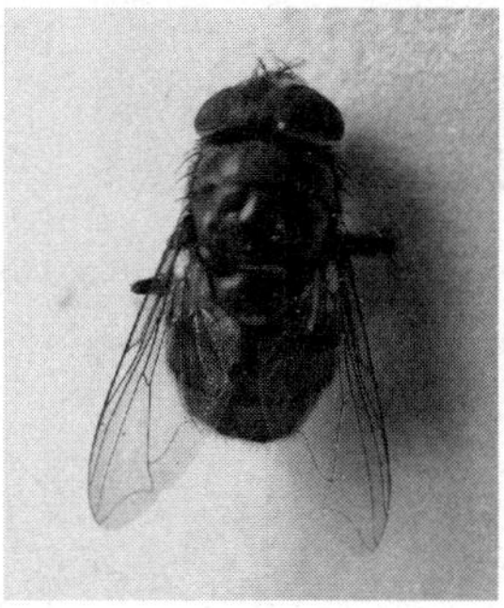

图4-2-8　大头金蝇

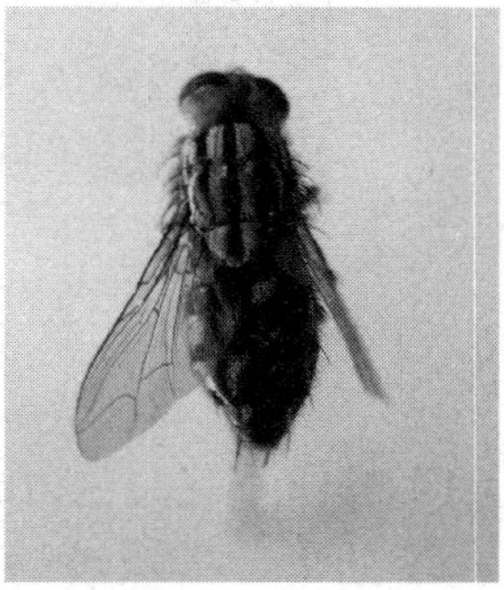

图4-2-9　黑尾黑麻蝇

（四）示教标本

1. 舐吸式口器

用低倍镜观察玻片标本。舐吸式口器由基喙、中喙和口盘组成（图4-2-10）。口盘由一对唇瓣组成，唇瓣发达，半圆形，对称。

2. 蝇足

用低倍镜观察玻片标本。蝇足上密布鬃毛，末端有爪和爪垫各1对，中间有1个爪间突。爪垫发达并密布黏毛（图4-2-11）。

3. 蝇卵、幼虫及蛹

用放大镜及肉眼观察（图4-2-12）。

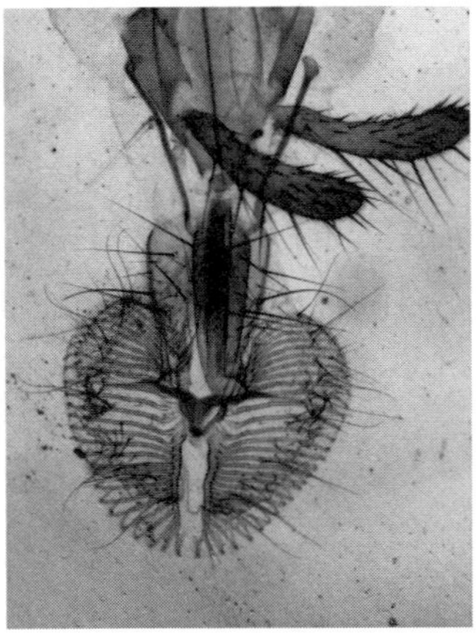

图 4-2-10　舍蝇舐吸式口器

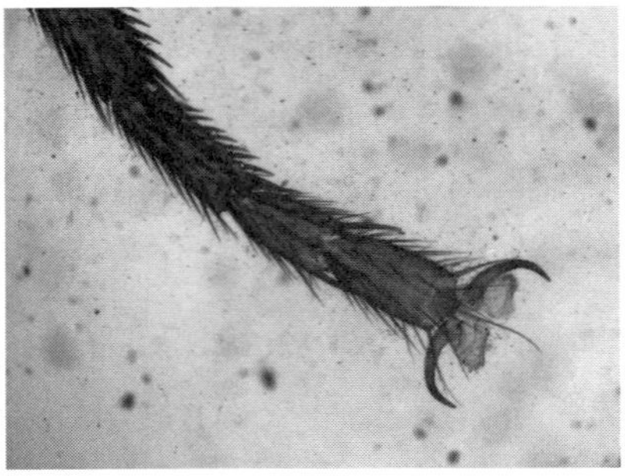

图 4-2-11　蝇足

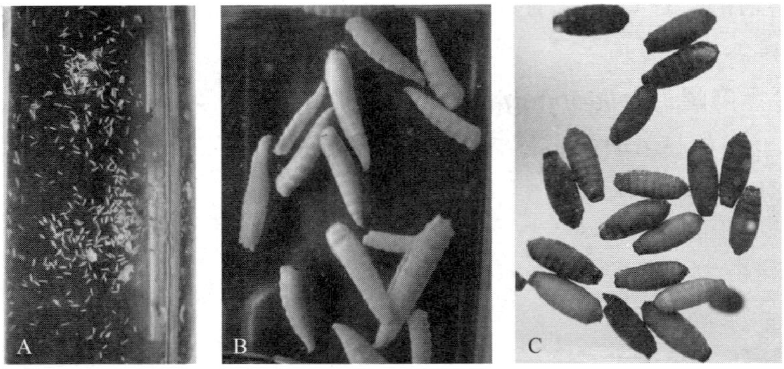

图 4-2-12　蝇卵、幼虫及蛹

A. 卵　B. 幼虫　C. 蛹

（1）蝇卵　乳白色，长约 1 mm，呈椭圆形或香蕉形。

（2）幼虫　俗称蛆，分 3 龄，多为乳白色，3 龄幼虫通常呈圆锥状，前端尖细，向后逐渐变粗，腹部分节，第 8 节后端有后气门一对，后气门由气门环、气门裂和气门钮构成。

（3）蛹　多呈圆筒状，长 5~8 mm，棕褐色或黑色。

4. 舍蝇 3 龄幼虫后气门

用低倍镜观察玻片标本。后气门一对，有完整的气门环，内有 3 个弯曲排列的气门裂，一个小圆孔状的气门钮。后气门形态是蝇幼虫分类的重要依据，因种属各异（图 4-2-13）。

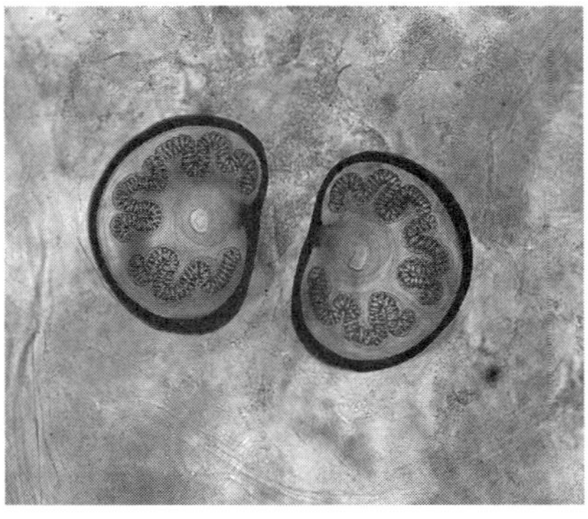

图 4-2-13　舍蝇 3 龄幼虫后气门（×100）

（五）实验报告

蝇的哪些形态结构与传播疾病相关？

三、蚤

（一）实验目的与要求

1. 掌握

掌握印鼠客蚤成虫的形态特征。

2. 了解

了解蚤成虫与分类有关的结构。

（二）实验内容

镜下观察印鼠客蚤成虫。

（三）自学标本

自学标本以印鼠客蚤（*Xenopsylla cheopis*）成虫为例。

印鼠客蚤体型较小，长约 2.5 mm，淡黄色。没有颊栉（genal comb）及前胸栉（pronotal comb）。头部额缘圆。眼发达，眼鬃一根，位于眼的前方。胸各节背板都有鬃一列，各有 6~8 根。前、中足第 5 跗节各有 3 根亚端鬃。后足第 5 跗节有 2 根亚端鬃。腹各节背板均有一列鬃，下位一两根在气门下方。两性都只有一根臀前鬃。雌蚤受精囊（spermatheca）头部钝圆，尾基部较头部粗，呈马蹄形（图 4-2-14）。雄蚤上抱器第一突起短，略呈三角形，第二突窄长，呈细指形（图 4-2-15）。

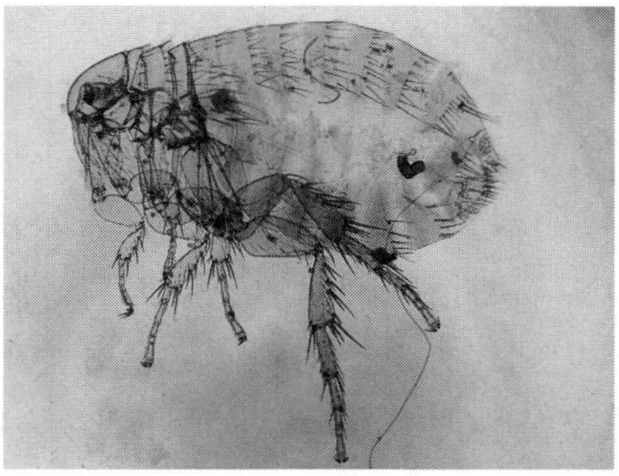

图 4-2-14 印鼠客蚤雌虫（×40）

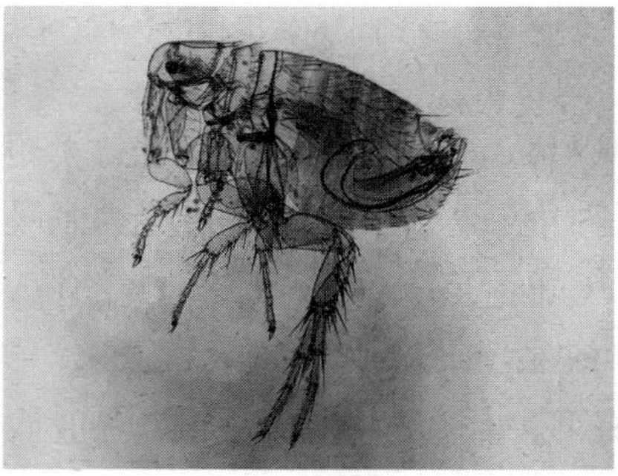

图 4-2-15 印鼠客蚤雄虫（×40）

（四）实验报告

绘制印鼠客蚤成虫的形态图。

四、虱

（一）实验目的与要求

1. 掌握

掌握人体虱成虫形态特征。

2. 熟悉

熟悉人头虱成虫、耻阴虱成虫形态特征。

3. 了解

了解人虱、耻阴虱生活史各期形态。

(二) 实验内容

1. 自学标本

自学标本为镜下观察人体虱成虫。

2. 示教标本

示教标本为镜下观察人虱和耻阴虱生活史各期形态。

(三) 自学标本

自学标本以人体虱成虫为例,观察人体虱成虫封片标本(图 4-2-16,图 4-2-17)。

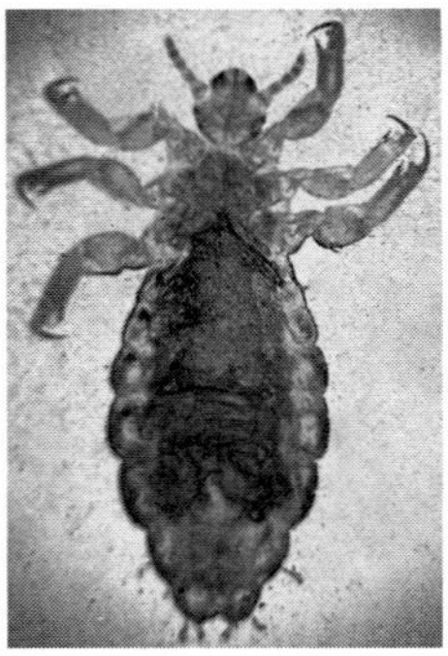

图 4-2-16　人体虱雌虫(×40)

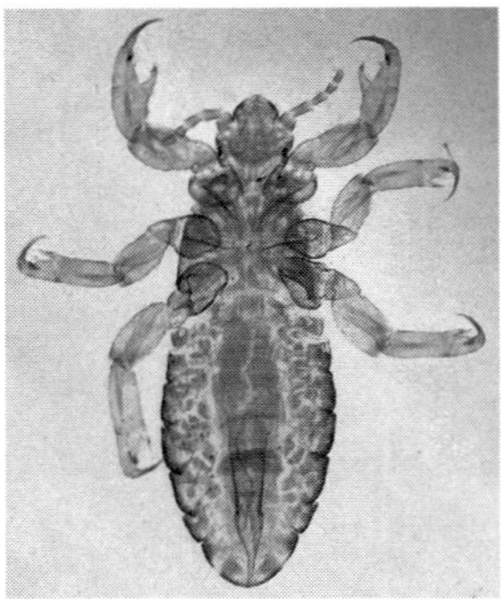

图 4-2-17　人体虱雄虫(×40)

虱(louse)体型小,呈灰白色,无翅,背腹扁平,分头、胸、腹三部分。头部略呈菱形,有触角一对,复眼一对,口器为刺吸式,平时缩入头内,吸血时伸出。胸部分节不明显,无翅。足 3 对,分 5 节,末端有爪与胫节末端的指状突起形成攫握器。腹部分 9 节。雌虱尾部呈“W”形。雄虱末端钝圆呈“V”形,有一交尾刺伸出。寄生于人体的虱有两种,即人虱和耻阴虱。一般认为人虱又分为两个亚种,即人头虱和人体虱。头虱和体虱区别很小,人头虱个体略小,体色稍深,触角较粗短。系统发育和种群遗传研究认为,头虱和体虱是同一物种的形态类型。

(四) 示教标本

1. 人头虱成虫

人头虱成虫体型较小,色较深,触角短粗,几丁质明显,有大而明显的腹距,腹部侧缘节间凹入明显。

2. 耻阴虱成虫

耻阴虱成虫灰白色,体型宽短似蟹。雌虱体长 1.5~2.0 mm,雄性稍小。胸部宽而短。前足及爪均较细小,中、后足胫节和爪明显粗壮。腹部前宽后窄,有气门 6 对。前 4 节融合,前 3 对气门排成斜列。胸及腹部背面有棘状刚毛。5~8 腹节侧缘具锥形侧突,上有刚毛,第 8 节侧突较长(图 4-2-18)。

3. 人虱卵

人虱卵呈长椭圆形，灰白色或白色，后端稍尖，有卵盖，卵盖相对的一端有胶液黏附于毛发或衣服纤维。

4. 人虱若虫

人虱若虫外形与成虫相似，但体型小，生殖系统未发育完全。

5. 耻阴虱卵

耻阴虱卵呈长椭圆形，淡红色或铁锈色，类似于点状血痂，一端具有一个卵盖，另一端斜黏附在阴毛的毛干根上。

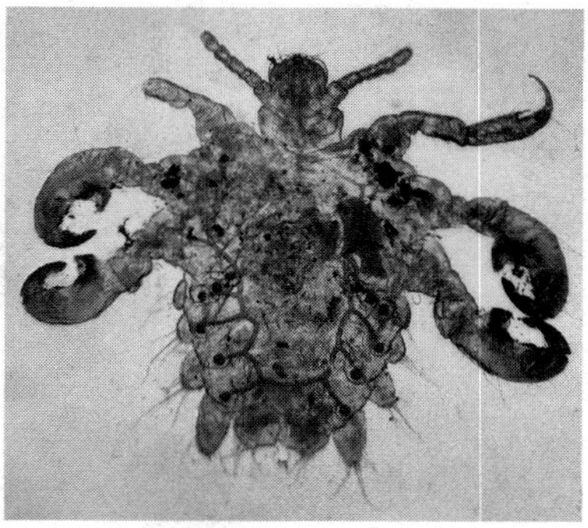

图 4-2-18 耻阴虱雌虫（×40）

（五）实验报告

列表比较 3 种虱成虫的鉴别要点。

五、其他昆虫

（一）实验目的与要求

1. 掌握

掌握白蛉成虫形态特征。

2. 熟悉

熟悉蚋等医学昆虫的形态特征。

3. 了解

了解白蛉、蚋等医学昆虫的生活史及各期形态。

（二）实验内容

1. 自学标本

自学标本为镜下观察白蛉成虫。

2. 示教标本

示教标本为镜下观察白蛉、蚋等医学昆虫生活史及各期形态。

（三）自学标本

自学标本以白蛉成虫为例，观察白蛉成虫封片标本。

白蛉（sand fly）体小多毛，成虫体长 1.5~4.0 mm，呈灰黄色，全身密被细毛。头部具有刺吸式口器。胸部的背部隆起，两翅长，末端尖，被有长毛，停立时两翅向背面竖立，与躯体成 45° 角。腹部最后两节特化为生殖器，雄性外生殖器与雌蛉的受精囊的形态是分类的重要依据（图 4-2-19）。

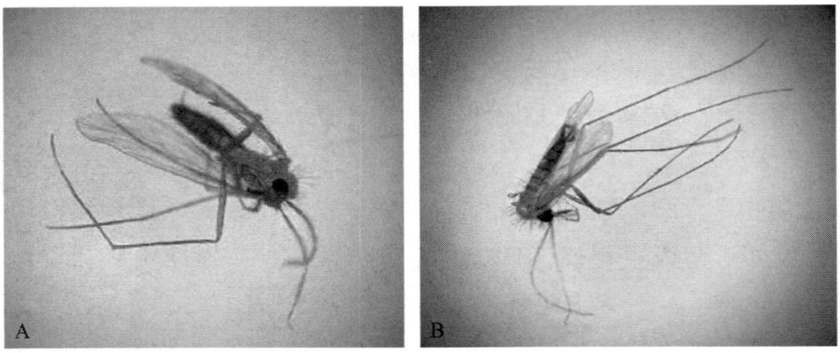

图 4-2-19　白蛉成虫

A. 雌蛉（×7.5）　B. 雄蛉（×7.5）

（四）示教标本

1. 蚋成虫

蚋（black fly）成虫短粗，体长 1.2~2.5 mm，呈黑色或棕黑色。雄蚋两眼相连，雌蚋两眼分离。触角粗短，呈牛角状，具 9~12 节。口器为刺吸式。胸部背面隆起。翅宽短，末端圆，足短粗。雌、雄蚋的尾器都不很明显（图 4-2-20）。

2. 蚋蛹

蚋蛹为半裸茧型，前端开口，蛹体形状像成虫，长 1.5~5.5 mm，以胸部的呼吸鳃呼吸（图 4-2-21）。

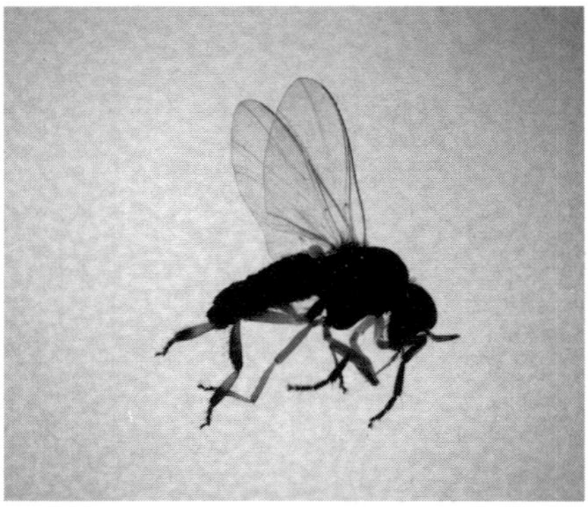

图 4-2-20　蚋成虫（×40）

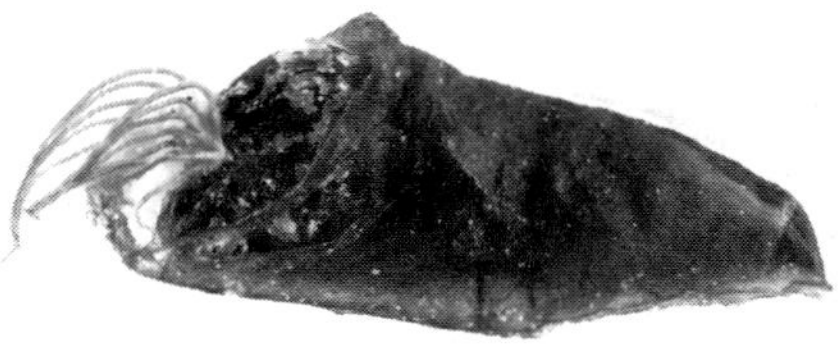

图 4-2-21　蚋蛹（×40）

3. 蠓成虫

蠓（midge）成虫呈褐色或黑色，长 1.0~6 mm。头部近半球形。复眼呈肾形。触角丝状分 15 节，各节上有轮毛着生，雄性比雌性多。口器为刺吸式。在触角基部上方有浅色的单眼一对。胸部背面呈圆形隆起。翅短宽，翅上常有斑和微毛，为分类依据。足细长。腹部末端，雌蠓有尾须一对，雄蠓形成外生殖器。

4. 虻成虫

虻（tabnid fly）成虫粗壮，为中、大型昆虫，呈棕褐色或黑色，多数有鲜艳色斑和光泽,体长 6.0~30 mm,体表多软毛。头部一般有称为胛的瘤状物。雄虻两眼相接,雌虻两眼分离。触角短,分 3 节。口器为舐吸式。翅较宽,具横带、云雾斑或暗斑。雌、雄虻的尾器较隐蔽。

5. 臭虫成虫

臭虫(bed bug)成虫身体背腹扁平,呈卵圆形,红褐色,体长 4.0~6.0 mm,周身被细毛。头部两侧有一对突出的复眼。触角有 4 节能弯曲,有 2 节较细。口器为刺吸式。前胸背板大而明显,其前缘有一凹陷,头部即嵌在凹陷内,侧缘呈弧形,后缘向内略凹。中胸小,其背板呈倒三角形。后胸背板被一对翅基遮盖。在中后足基部间有一对新月形的臭腺孔。足跗节分 3 节,末端具爪一对。腹部宽阔,外观可见 8 节。雌虫腹部后端钝圆,末端有生殖孔,第 5 节腹面后缘右侧有一个三角形凹陷的交合口,称柏氏器(Berlese's organ)。雄虫腹部后端窄尖,端部有一镰刀形的阳茎,向左侧弯曲,储于阳茎槽中。

(六) 实验报告

归纳所学医学昆虫的鉴别要点。

(邓 莉 陈达丽)

第三节 医学蜱螨

一、蜱

(一) 实验目的与要求

1. 熟悉

熟悉硬蜱和软蜱成虫的主要形态特征和两者的区别。

2. 了解

了解我国主要传病蜱种及所传播的疾病。

(二) 实验内容

观察硬蜱(雌、雄)、软蜱的成虫标本。

(三) 示教标本

1. 硬蜱

硬蜱(hard tick)呈圆形或长椭圆形,体长 2~10 mm,未吸血时背腹扁平,吸血后身体膨大几倍至几十倍。体表呈棕色、棕褐色或棕黄色。虫体分为颚体(假头)和躯体两部分。颚体(gnathosoma)位于虫体前端,看似是蜱虫的头部,实则是其口器,因此也称为蜱虫的假头(capitulum),由颚基、口下板、螯肢(一对)和须肢(一对)组成。躯体(idiosoma)紧接在颚体后面,背面有盾板。雄蜱的盾板覆盖整个躯体,雌蜱盾板较小,仅覆盖躯体前端的一部分。躯体腹面有 4 对足(图 4-3-1)。

2. 软蜱

软蜱(soft tick)基本形态与硬蜱相似。软蜱体表多呈颗粒状、皱纹或盘状凹陷,棕黄色。颚体位于躯体腹面第一对足基节间,从背面不可见。背面无盾板,雌雄不易区分。

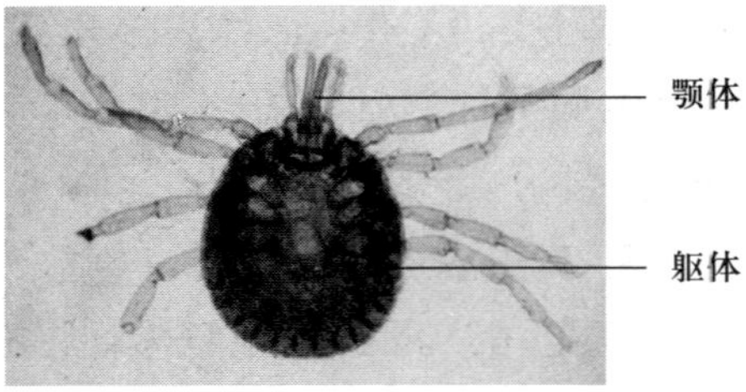

图4-3-1　硬蜱

(四) 实验报告

蜱传播哪些疾病?对人体的危害有哪些?

二、螨

(一) 实验目的与要求

1. 掌握

掌握疥螨、蠕形螨成虫的形态特征。

2. 熟悉

熟悉蠕形螨的病原学检查方法。

3. 了解

了解恙螨、革螨、尘螨的形态特征。

(二) 实验内容

1. 自学标本

自学标本为低倍镜下观察蠕形螨的成虫标本,区分毛囊蠕形螨和皮脂蠕形螨的特征差异。

2. 示教标本

示教标本为观察疥螨、革螨和尘螨成虫及恙螨幼虫的形态特征。

3. 实验操作

实验操作为透明胶纸法查蠕形螨。

(三) 自学标本

1. 蠕形螨

蠕形螨(follicle mite)成虫体细长呈蠕虫状,乳白色,半透明。成虫长0.1~0.4 mm,雌虫略大于雄虫。体分为颚体、足体和末体。颚体位于前端,宽短、梯形,螯肢和须肢各一对。虫体腹面有4对足。毛囊蠕形螨(*Demodex folliculorum*)末体较长,占躯体长度的2/3以上,体表有环状横纹,末端钝圆;足体不到躯体长度的1/3,有4对足(图4-3-2)。皮脂蠕形螨(*Demodex brevis*)末体约占躯体的1/2,体表有环状横纹,末端略尖,呈锥状;足体占躯体1/2,有4对足(图4-3-3)。

2. 疥螨

疥螨(itch mite)成虫呈椭圆形,黄白色,雌螨长0.3~0.5 mm,雄螨长0.2~0.3 mm。虫体分为颚体和躯体两部分。颚体短小,含螯肢和须肢各一对。躯体背面有波状横

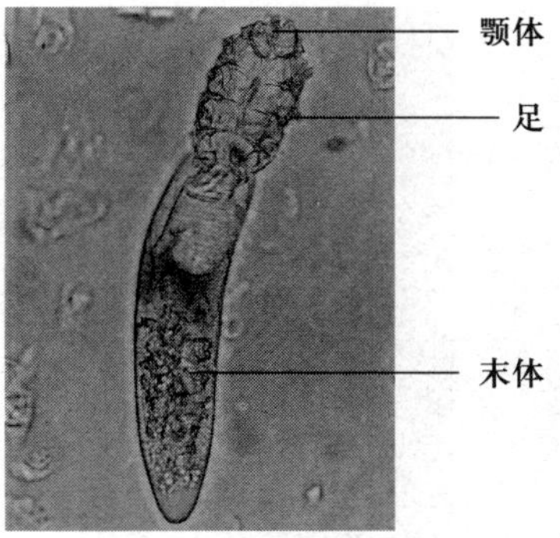

图 4-3-2 毛囊蠕形螨(×100)

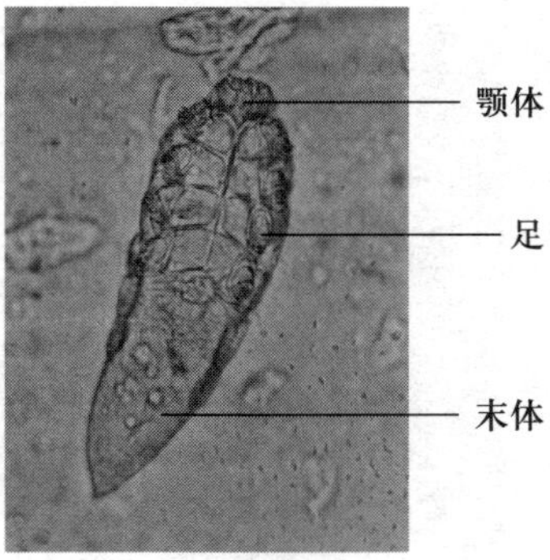

图 4-3-3 皮脂蠕形螨(×100)

纹、锥凸和圆锥状鳞片,躯体后半部有几对杆状刚毛和长鬃。腹面光滑,仅少数刚毛。躯体腹面有足 4 对,粗短呈圆锥状,前两对足和后两对足之间的距离较大。雌雄疥螨前两对足末端均有吸垫;后两对足的末端雌雄各不相同,雌螨为长刚毛,而雄螨第三对足末端有长鬃,第四对足末端为带长柄的吸垫(图 4-3-4)。

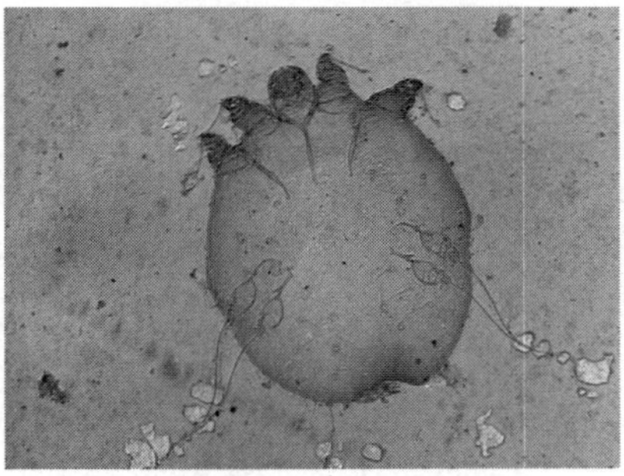

图 4-3-4 疥螨成虫(×100)

(四)示教标本

1. 恙螨

恙螨(trombiculid mite,chigger mite)分类以幼虫形态为主要依据。幼虫呈椭圆形,红、橙、淡黄或乳白色,刚孵出时体长约 0.2 mm,饱食后可达 0.5~1.0 mm。虫体分为颚体和躯体两部分。颚体细小,位于身体前端,有螯肢和须肢各一对。躯体背面前部有盾板一块,形状因种而异,有扁矩形、梯形、三角形、五角形、舌形等。盾板中部有两个圆形的感器基,由此生出呈丝状、羽状或球杆状的感器。绝大多数有红色、明显的眼两对,位于盾板两侧。盾板后方躯体上有横列的背毛。幼虫有 3 对足。

2. 革螨

革螨(gamasid mite)成虫呈卵圆形,黄褐色,长度多为 0.2~0.5 mm,背腹扁平。虫体分为颚体和躯体两部分。颚体位于身体前端,有螯肢和须肢各一对。螯肢呈针状,须肢为长棒状。躯体背面有背板 1~2 块。雌螨腹面有几块骨板,雄螨腹面的骨板常愈合成一块全腹板。腹面有足 4 对(图 4-3-5)。

3. 尘螨

尘螨(dust mite)成虫呈椭圆形,长 0.2~0.5 mm,乳白色,表面有细密波状皮纹。虫体分为颚体和躯体两部分。躯体背面前端有狭长的前盾板;躯体背面肩部有 1 对长鬃,尾端有 2 对长鬃;腹面有 4 对足,末端有钟形吸盘(图 4-3-6)。

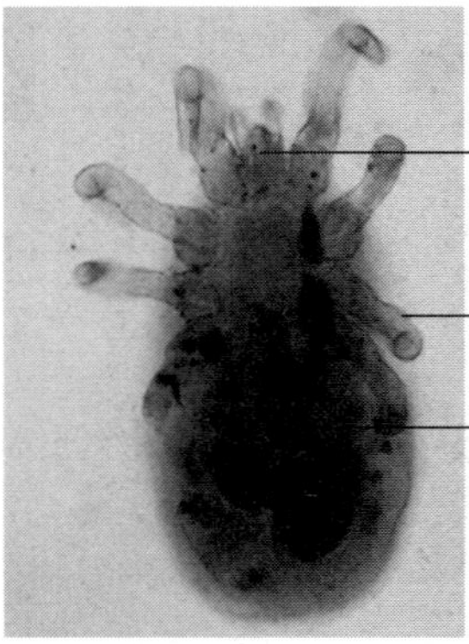

图 4-3-5　革螨成虫（×100）

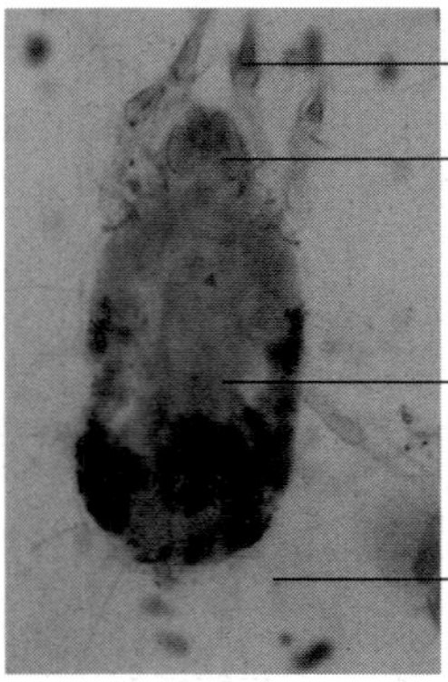

图 4-3-6　尘螨成虫（×100）

（五）实验操作

选取的实验操作为透明胶纸法查蠕形螨。

睡前洗净面部，取长 3~4 cm 的透明胶纸于睡前贴在额、鼻尖、鼻沟和鼻翼等部位。次日清晨取下胶纸，平贴于载玻片上，低倍镜下检查。

（六）实验报告

1. 疥螨是如何寄生在人体的？会对人体造成哪些危害？

2. 如何区分毛囊蠕形螨和皮脂蠕形螨？

3. 恙螨、革螨和尘螨分别会对人体造成哪些危害？

（万钦黎）

数字课程学习……

教学 PPT　　拓展阅读　　自测题

第五章

寄生虫标本的采集、保存与鉴定方法

第一节　寄生虫常用的粪检方法

一、粪便肉眼观察法

粪便肉眼观察法主要观察粪便的性状(软便、硬便、水样便等)、颜色,有无特殊的味道,有无脓血和黏液及绦虫的虫体、节片或蝇蛆等。

二、生理盐水直接涂片法

生理盐水直接涂片法是最常见的粪检方法。适用于检查大部分蠕虫卵、原虫的滋养体和包囊。原理是用生理盐水稀释粪便,通过涂抹,使粪便中的病原体分散在玻片上,在镜下观察病原体的主要形态结构以识别。

(一) 蠕虫卵的检查

在清洁的载玻片上,滴一滴生理盐水,用干净竹签取米粒大小的粪便,在生理盐水中混匀,涂成薄膜状,厚度以透过玻片可辨认报纸上的字迹为宜。先低倍镜下检查,遇到可疑物后再转高倍镜观察。虫卵可通过形状、大小、颜色、卵壳(包括卵盖)和内含物等来区分。临床上最易检出的是蛔虫卵,因雌虫产卵量大,每天每条虫可产卵 240 000 个,故一张涂片的检出率约是 85%,3 张涂片的检出率是 90%~95%。

(二) 原虫的检查

原虫滋养体的检查同蠕虫卵的检查。包囊的检查要取成形粪便,制成涂片镜检。注意事项:①镜检中见到有意义的成分,如红、白细胞和夏科-莱登结晶等应记录;②镜检时注意调节光线,光线太强易漏检;③镜检时要按一定的顺序移动,至少要观察 10 个视野。

（三）碘染色直接涂片法

碘染色直接涂片法操作步骤同生理盐水直接涂片法，不同的是用碘液代替生理盐水。主要用于检查原虫的包囊，染色后可鉴别包囊的核、拟染色体、糖原泡形态。染色后包囊呈黄色或浅棕色，糖原泡为棕红色，囊壁、核仁和拟染色体不着色。

三、改良加藤法

改良加藤法又称厚涂片透明法，是粪便半定量或定性检查蠕虫卵的方法，可用于虫卵计数确定感染度。

操作方法：将定量板紧贴在载玻片上，用刮棒刮取从筛网孔挤出的粪便，填满定量板模孔，掀开定量板，在粪便上覆盖含有孔雀绿甘油的玻璃纸条，展开后用压板加压，在 37℃温箱中透明 30~60 min 后镜检。注意透明处理的虫卵形态与直接在大便中观察到的虫卵有较大差异。

四、浮聚法

（一）饱和盐水浮聚法

饱和盐水浮聚法适用于检查线虫卵（未受精蛔虫卵除外），是检查钩虫卵的首选方法，也可检查带绦虫虫卵及膜壳绦虫虫卵，但不适宜检查吸虫卵和原虫包囊。

1. 基本原理

将密度较大的饱和盐水当作浮聚液，使密度较小的虫卵，特别是钩虫卵，漂浮在液面，收集液面层的虫卵进行检查和计数，该法可达到浓集目的。

2. 操作方法

用竹签取黄豆大小的粪便（约 1 g）置于含少量饱和盐水的漂浮瓶中（青霉素小瓶也可以），将粪便充分捣碎并与盐水搅匀后，除去粪中的粗渣，再缓慢加入饱和盐水至液面略高于瓶口但不溢出为止，在瓶口覆盖载玻片一张。静置 15 min 后，平持载玻片向上提起后迅速翻转，使有饱和盐水一面向上，立即镜检。

（二）硫酸锌浮聚法

硫酸锌浮聚法适用于原虫包囊的检查。

1. 基本原理

利用包囊的密度较硫酸锌液低，经离心后集中于液体表面。

2. 操作方法

取粪便 1 g，加清水 10 mL 充分搅匀，经两层纱布滤入离心管内。2 000~2 500 r/min 离心 1 min。弃尽上层液，加 33% 硫酸锌液（密度 1.18）1~2 mL，调匀后再加此液至距管口 0.5 cm 处。以 2 000 r/min 离心 1 min，待离心机自然停止后，吸取表面液膜置载玻片上，加盖玻片及碘液立即镜检。

五、沉淀法

原虫包囊和蠕虫卵的密度大于水，可沉积于粪便的水混悬液沉渣中，收集沉渣镜检。沉淀法分为自然沉淀法、离心沉淀法、醛醚沉淀法、汞醛碘离心沉淀法等。

（一）自然沉淀法

自然沉淀法也称水洗沉淀法，适用于各种蠕虫卵和幼虫检查，对密度大的原虫包囊也适用，尤其适用于有盖虫卵和血吸虫虫卵。

1. 基本原理

利用虫卵和包囊的密度比水大的特点，虫卵和包囊自然下沉，使粪便中大量的虫卵和包囊达到浓集的目的；经过水洗后，视野较清晰，便于识别，从而提高对病原体的检出率。

2. 操作方法

取新鲜粪便 20~30 g（鸡蛋大小）置于塑料杯中，加少量清水搅拌成糊状，用 60 目铜筛过滤到沉淀杯中，粗渣丢弃；沉淀杯中加满清水，静置 20~30 min；倒去上清液，再加水后静置 15 min，如此反复 2~3 次；最后缓缓倒去上清液，静置数分钟后，用吸管吸取沉淀物，涂片镜检。

（二）离心沉淀法

离心沉淀法适用于粪便、尿液、十二指肠液及脑脊液等检查蠕虫卵、幼虫和原虫包囊等。

1. 基本原理

通过离心使虫卵、幼虫和包囊快速浓集沉积于管底，取沉渣镜检。

2. 操作方法

取粪便 3~5 g，加水 10 mL，充分调匀，用 60 目铜筛过滤，转入 10 mL 离心管，1 500~2 000 r/min 离心 2 min；倾去上清液，加清水调匀，再离心，重复 3~4 次，直至上液澄清为止；去上清液，吸沉渣涂片镜检。

离心沉淀法与自然沉淀法相似，其优点是检测所需时间短，更适用于检验科采用。

3. 注意事项

（1）粪便应充分搅匀，并尽量除去粪渣。

（2）如检查原虫包囊则需在载玻片上滴加碘液。

（三）醛醚沉淀法

1. 基本原理

粪便成分能吸附密度较轻的乙醚而上浮，但虫卵及包囊不受乙醚影响，与粪便中较重的成分一起沉于管底，相当于去除了更多粪便中的杂质，提高了浓集效果，且方法中所用的醛溶液可固定、保存虫卵及包囊。

2. 操作方法

取粪便 1~2 g 置于小容器内，加水 10~20 mL 调匀，将粪便混悬液经 2 层纱布过滤,2 000 r/min 离心 2 min,倒去上层粪液,保留沉渣;加水 10 mL 混匀,离心 2 min,倒去上清,加 10% 甲醛 7 mL;5 min 后加乙醚 3 mL,塞紧管口并充分摇匀,取下管口塞,离心 2 min,即可见管内自上而下分 4 层。取管底沉渣涂片镜检。

(四)汞醛碘离心沉淀法

1. 基本原理

汞醛碘离心沉淀法比醛醚沉淀法增加了硫柳汞酊及卢戈碘液,既可浓集,又可固定、保存,还增加了染色作用,有利于发现和鉴别原虫。也适用于原虫滋养体及蠕虫卵等的检查。

2. 操作方法

取粪便 1 g,加适量(约 10 mL)汞醛碘液,充分调匀,用 2 层脱脂棉纱布过滤,再加入乙醚 4 mL,摇 2 min,2 000/min 离心 1~2 min,分成乙醚、粪渣、汞醛碘及沉淀物 4 层。吸弃上面 3 层,取沉渣镜检。

六、尼龙绢筛集卵法

尼龙绢筛集卵法是诊断慢性血吸虫病的主要方法。

1. 基本原理

将较多量的粪便,经 3 个不同孔径尼龙绢筛,即第 1 个粗筛去粗粪渣,第 2 个尼龙筛去细粪渣,第 3 个尼龙筛收集虫卵,水洗过筛,再经消化进一步去除粪渣,从而达到又快又好的浓集血吸虫虫卵,提高虫卵检出率的目的。

2. 操作方法

取粪便约 30 g(鸡蛋大小)置于搅粪杯中,加少量水后将粪便充分搅匀,经过铜筛过滤,倒入预先重叠好(120 目在上,260 目在下)的尼龙筛内,在自来水下边摇边冲洗,移去 120 目筛,继续冲洗以冲去小杂物,然后用吸管从筛内底部吸取粪渣涂片 3 张镜检,或者将筛底粪渣反冲入孵化瓶内,进行毛蚴孵化观察。

为便于镜下观察,可将留有粪液的 260 目尼龙筛浸泡在 20% NaOH 液中消化 10 min 后,用自来水冲洗出细粪渣,再涂片镜检。

3. 注意事项

为避免交叉污染,尼龙筛在使用前后先放入消毒水中浸泡消毒 30 min,然后充分冲洗干净,晾干保存。

七、幼虫孵化法

(一)血吸虫毛蚴孵化法

血吸虫病患者粪便中虫卵较少,直接涂片法不易检出,毛蚴孵化法常与自然沉淀法或尼龙绢筛集卵法联用于血吸虫感染的诊断。血吸虫虫卵内毛蚴在温度 25~28 ℃、pH 7.5~8.0 的清水中,能在短时间内孵化,孵出后毛蚴接近水面呈直线运动。

1. 基本原理

将较大量粪便经水洗自然沉淀法或用尼龙绢筛集卵法浓集，再行毛蚴孵化，使检出率较一般方法显著提高。

2. 操作方法

将自然沉淀法或尼龙绢筛集卵法收集的粪便沉渣，倒入孵化瓶内，加调好 pH 值的清水(约 30℃水温)至瓶颈处，然后将孵化瓶移放在 25℃有光照的条件下孵化毛蚴。孵育 4~8 h 后取出检查毛蚴，若为阴性，继续孵化，于 8~10 h 及 20~24 h 再各检查一次，仍为阴性，则报告为阴性。检查时面向光源，将孵化瓶移至黑色背景下，用肉眼或放大镜观察，双目平视，注意寻找接近水面 1 cm 水域处快速运动的小白点，如见针尖大小、菱形、乳白色、半透明小白点，同时仔细观察这些小白点的运动特点(直线游动，碰壁迅速拐弯)，即可能是毛蚴。

(二) 钩蚴培养法

钩蚴培养法在无显微镜条件下或需做虫种鉴定时应用。

1. 基本原理

创造钩虫卵发育为钩蚴的条件，并利用钩蚴向湿性的特点浓集钩蚴。

2. 操作方法

取直径 1 cm、长 10 cm 试管一支，加入冷开水约 1 mL，将滤纸剪成与试管等宽但较试管稍短的“T”形纸条，横条部分用铅笔写受检者姓名。取蚕豆大小粪便，均匀涂在纸条上 2/3 部分，将纸条插入试管，下端浸入水中(注意勿使粪膜接触到水面)，加塞置于 20~30℃条件下培养。培养过程中每天用滴管沿管壁加入冷开水，以补充管内蒸发掉的水分，加水时勿冲在粪膜上。5 d 后用肉眼或放大镜检查试管底水中有无钩蚴。钩蚴虫体透明，做蛇形活动。如为阴性，应继续培养至第 7 天；如气温太低，可将培养管放入温水(30℃左右)中数分钟后，再行观察。

八、粪便直接涂片特殊染色检查原虫法

(一) 铁苏木素染色法

铁苏木素染色法用于阿米巴及蓝氏贾第鞭毛虫滋养体和包囊的永久性染色。

1. 操作方法

取粪便涂成薄片，依次将标本放入 70% 乙醇中 5 min，50% 乙醇中 2 min，自来水中 5 min，应用染液中 10 min，蒸馏水中 1 min，褪色液中 1 min，流动蒸馏水中 5 min，含 1 滴氨水的 70% 乙醇中 5 min 及 95% 乙醇中 5 min。脱水使用 100% 乙醇及二甲苯或石炭酸-二甲苯溶液。最后加盖盖玻片用树脂封片。

2. 染色结果

镜下所见，染色后的原虫细胞质呈灰褐色，胞核、包囊内的拟染色体及阿米巴大滋养体吞噬的红细胞均染色成黑色，糖原泡则被溶解呈空泡状。

（二）三色染色法

三色染色法适宜对肠道原虫的永久性染色。

1. 染色方法

将在聚乙烯醇固定液中固定的粪便涂片依次浸入70%乙醇溶液2 min，碘-乙醇溶液5 min，第2个70%乙醇溶液2 min。然后，玻片在未稀释的三色染色液中染色10 min。取出并彻底吸干玻片后，投入90%酸化乙醇中2~3 s。再经95%乙醇浸洗，100%乙醇和二甲苯或石炭酸-二甲苯脱水，最后加盖盖玻片用树脂封片。

2. 染色结果

三色染色法染色后，原虫滋养体的细胞质染成蓝绿色，有时染成淡紫色。包囊染成淡紫色。细胞质和内含物是红色，有时是淡紫色。背景通常是绿色。

（三）快速改良抗酸二步法

快速改良抗酸二步法用于检查隐孢子虫、环孢子虫等。

1. 染色方法

将新鲜粪便直涂于载玻片上，自然干燥后用甲醇固定2 min，加预冷石炭酸品红液染色5~10 min，以1%盐酸-乙醇溶液分化染色，直至染料不再从涂片上向外飘散时取出，然后用流动水冲洗。加复染液作用2 min，标本上出现绿色背景后再经水冲洗10 s，吸干或阴干后，置高倍或油镜下观察。

2. 染色结果

经染色后，卵囊为玫瑰红色，呈圆形或椭圆形，背景为蓝绿色。

（四）劳氏染色法

劳氏染色法用于阿米巴和蓝氏贾第鞭毛虫的染色。操作简便，应用方便。

1. 操作方法

将粪便在洁净无油的玻片上涂成均匀的薄膜，趁湿时立即加劳氏液使之覆盖全部粪膜。将玻片置酒精灯上微微加热，并缓慢通过火焰2~3次，直至出现蒸汽为止，但切勿煮沸或烤干。流水冲洗后，经50%、70%及80%乙醇各1 min，95%及无水乙醇各30 s，二甲苯透明1 min，最后用中性树胶盖玻片封片。

2. 染色结果

标本背景染成淡蓝色，虫体则染成蓝色，核为紫红色，结构清晰，形态特征与铁苏木素染色标本相似，标本可保存半年。除对脆弱双核阿米巴的效果不好外，其他阿米巴滋养体及包囊的鉴别均可使用。

染液具有固定及染色双重作用，配制后无需成熟过程，染色方法简便，全过程仅需2.5 min，对肠道原虫滋养体和包囊均可提供诊断所需的形态特征，标本可保存几个月而仍保持其染色特征。

（五）金胺-酚-改良抗酸染色法

金胺-酚-改良抗酸染色法用于隐孢子虫卵囊染色检查。

1. 染色液的配制

A 液：1 g/L 金胺-酚染色液（金胺 0.1 g，苯酚 5 g，蒸馏水 100 mL）。

B 液：3% 盐酸乙醇（盐酸 3 mL，95% 乙醇 100 mL）。

C 液：1 g/L 高锰酸钾溶液（高锰酸钾 0.5 g，蒸馏水 100 mL）。

D 液：苯酚复红染色液（碱性复红 4 g，95% 乙醇 20 mL，苯酚 8 mL，蒸馏水 100 mL）。

E 液：10% 硫酸溶液（纯硫酸 10 mL，蒸馏水 90 mL，边搅拌边将硫酸徐徐倾入水中）。

F 液：20 g/L 孔雀绿液（20 g/L 孔雀绿原液 1 mL，蒸馏水 100 mL）。

2. 染色方法

先将粪便在洁净的载玻片上涂成薄膜，自然干燥后用甲醇固定 5 min。滴加 A 液于粪膜上 10~15 min 后水洗；滴加 B 液 1 min 后水洗；最后滴 C 液 1 min 后水洗，待干。然后滴加 D 液于标本片上，5~10 min 后水洗，加 E 液 1~10 min 后水洗：加 F 液 1 min 后水洗，待干后镜检。

3. 染色结果

染色后隐孢子虫卵囊为玫瑰红色，呈圆形或椭圆形，背景蓝绿色。脱色时间（加 B 液）应超过 2 min，则卵囊内子孢子边界清楚，呈月牙形，4 个。

（范久波）

第二节　寄生虫标本的采集、处理与保存

体内寄生虫的寄生部位因虫种而异，可寄生于人体的肠道、腔道、血液、淋巴管、骨髓、肌肉、内脏等器官组织。寄生在肠道、腔道内的原虫滋养体或包囊，蠕虫虫卵及某些种类的寄生虫成虫或幼虫，可在排泄物或分泌物中获取；寄生于肠道内的蠕虫成虫需借药物驱出后收集；血液及骨髓内的寄生虫通过抽血或骨髓穿刺收集。寄生于肝、肺、脑等器官及肌肉组织内的寄生虫多靠活组织检查、尸体解剖而收集；此类寄生虫如为人畜共患者，则主要通过解剖相关动物获取。体外寄生虫的采集，主要根据它们的生活习性、出现季节，到其孳生地、栖息场所和宿主身上收集。

一、寄生虫标本的采集

（一）粪便拣虫与淘虫法

将服药后的全部粪便放置在搪瓷盘内。某些肠道蠕虫，在未经治疗的情况下，也可随粪便自行排出。例如，带绦虫孕节每天可以随粪便排出，腹泻可排出蛲虫、姜片虫、粉蛾、蝇和小蛔虫，衰老的蛔虫亦可随粪便排出。检查粪便中的虫体，可确诊部分寄生虫病。如为观察驱虫效果，应在服药后连续收集 3~5 d 粪便。

1. 拣虫法

较大的蠕虫易被发现，可用镊子或竹签挑出粪便中的虫体。该法主要用于肉眼可见的大型蠕虫，如蛔虫、姜片虫成虫、带绦虫成虫或孕节等。

注意：可直接用镊子轻轻挑出虫体，挑出的虫体置于大玻璃皿或白瓷盘内，清洗后置生理盐水中检查。细长的虫体，要注意防止头颈部因断裂脱落而丢失。

2. 淘虫法

可将粪便加水调稀，用铜筛在水中漂洗过滤，再将铜筛内的粪渣分数次倒入玻璃皿内，加生理盐水，在皿下衬以黑纸，虫体较易看出。再用沾水的棉签或小尖镊子将虫体轻轻捡到另一放有生理盐水的玻璃皿中，等虫体全部分离出以后再进行处理。此法用于收集小型蠕虫，如钩虫、蛲虫、鞭虫、短膜壳绦虫等。如小型吸虫，特别是异形科吸虫或日本棘隙吸虫，必须在解剖镜下检查，以免漏检。如对残渣一时检查不完，可移入4~8℃冰箱中保存，或加入3%~5%的甲醛溶液防腐，待后检查（2~3 d）。此外，淘虫法可用于观察药物驱虫疗效或鉴定感染者体内寄生虫虫种。

注意：冲水不能过猛，滤过时间不能太长，以防线虫虫体胀裂。

（二）带绦虫驱虫法

槟榔、南瓜子合剂为常用的传统方法。该法疗效好，副作用小。

1. 驱虫方法

用南瓜子、槟榔各60~80 g，清晨空腹时先服南瓜子（60~120 g），1 h后服槟榔煎剂（30~60 g，1 h水煎），30 min后再服20~30 g硫酸镁或200 mL甘露醇导泻。多数患者在5~6 h后即排出完整的虫体。

2. 注意事项

（1）服用泻药后，应多饮水，既避免患者脱水，又有利于加速虫体排出。

（2）在部分虫体排出时，可用温水坐浴，让虫体慢慢自然排出，切勿拉扯，以免虫体前段和头节断在消化道内。

（3）用过的水应予处理，以免虫卵扩散。

（4）虫体排出后，应检查有无头节，如未见头节，应收集24 h粪便淘洗进一步检查头节，或加强随访，若3~4个月未发现节片和虫卵可视为治愈。

（三）屠宰场采集

屠宰场是一个获取人畜共患的寄生虫标本最常用和收获最大的地方。在猪肠内经常可以找到布氏姜片吸虫、猪蛔虫、猪鞭虫、猪巨吻棘头虫，肝胆管内可以找到华支睾吸虫，肌肉内可以找到猪囊尾蚴和旋毛虫幼虫包囊。在牛肝内可以找到肝片形吸虫，胆道和胰管内可以找到胰阔口吸虫，肌肉中可以找到牛囊尾蚴。羊肝内可以找到肝片形吸虫和枝双腔吸虫及细粒棘球蚴。

（四）动物解剖

人畜共患的寄生虫在猫、犬体内经常可以找到，如寄生于肝胆管内的华支睾吸虫、次睾吸虫,寄生于肠内的异形类吸虫、抱茎棘隙吸虫、曼氏迭宫绦虫、犬复殖绦虫、犬钩虫等。如在肺吸虫流行区,还可找到寄生于肺内的肺吸虫。采集方法是先检查动物的粪便,查到需要的蠕虫后,再杀死动物。将动物固定于解剖板上,腹部向上,剪开腹皮,先检查体腔内有无寄生虫,再查看内脏有无病变。在采取内脏寄生虫时,先取出全部内脏放在搪瓷盘中,再将心、肺、肝、肾、膀胱、食管、胃、大肠、小肠等分别置于生理盐水的玻璃皿内剖开检查。先查心脏有无线虫,再检查肺有无肺吸虫引起的病变。可用手指探摸有无囊肿,通常肺吸虫寄生于囊肿内的结节中。从结节取虫时应细心,用小剪刀轻轻地将囊肿剪开一个小口,再用手指挤压,虫体即自剪破的囊壁口涌出。每只囊内一般寄生两只虫,偶尔可见到3~4只。将虫体用小镊子轻轻地移置于盛有生理盐水的平皿内。虫体完全剥出后,再将肺组织在生理盐水中反复挤压,取出肺组织,将生理盐水完全倒入尖底量筒内沉淀,即可获得大量肺吸虫卵。

(五) 动物接种

有些不易自人体获得的寄生虫可以通过动物接种方法予以解决。例如肺吸虫的成虫,可以自流行区采取感染肺吸虫囊蚴的溪蟹或蝲蛄喂猫、犬,使猫、犬获得感染,约经 3 个月虫体成熟后,再将动物杀死取出虫体。

(六) 肛周查虫与肛门拭子法

1. 肛周查虫法

肛周查虫法用于检查蛲虫。根据雌蛲虫在夜间钻出宿主肛门在肛周产卵的特性,检查者可在患者熟睡后 1 h,将其肛门暴露,仔细观察肛门周围,如发现白色小虫,可用透明胶纸黏附后贴于载玻片上镜检。也可用镊子夹取投入有生理盐水的管中,蛲虫会产卵于生理盐水中,再将此虫转入有 70% 乙醇的小瓶内,虫体被固定后镜下观察虫体,做进一步鉴定。也可在次日将盐水离心取沉渣镜检虫卵,虫卵形态更有助于虫种鉴定。

2. 透明胶纸法

透明胶纸法适用于蛲虫卵、带绦虫虫卵的检查。基本原理为蛲虫雌成虫在患者肛周及会阴部皮肤上产卵,带绦虫孕节从肛门排出或主动爬出时,节片被挤破使虫卵黏附于患者肛周皮肤上,故利用胶纸粘取虫卵进行检查。

3. 棉签拭子法

棉签拭子法适用于蛲虫卵、带绦虫虫卵的检查。基本原理为湿棉签可以黏附肛周虫卵。操作方法:先将棉签用生理盐水浸透,挤去过多的水分,在受检者肛周和会阴部皮肤擦拭,然后将此棉签放入盛有清水的离心管中,充分搅动,让虫卵脱落于水中,取出棉签,离心(1 500 r/min,2 min)后倒去离心管中的上清液,吸沉渣镜检。也可将擦拭肛周的棉签放入盛有饱和盐水的试管或青霉素小瓶中,充分搅动,使虫卵洗入盐水中,迅速提起棉签,在试管内壁挤去盐水后弃之。再加饱和盐水至管口,并按饱和盐水浮聚法操作检查。该法与透明胶纸法相同,检出率相近,但手续较繁琐。

二、寄生虫标本的处理和保存

寄生虫标本采到后应及时加以适当处理,标本处理的好坏直接关系到标本的质量。寄生虫标本的处理和保存方法依标本的种类和虫体的大小而不同,通常可以分为以下几种。

(一) 吸虫标本的处理和保存

1. 成虫

由人体排出或动物解剖而采得的吸虫标本,先用清水将虫体黏附的粪便、血液或其他物质清洗干净,再置于生理盐水中。如为大型吸虫,如布氏姜片虫、肝片形吸虫等,可由生理盐水中取出浸于清水中 2~4 h,使虫体肌肉松弛后再行固定。如为中型吸虫,如华支睾吸虫,可直接从生理盐水中取出夹于两张载玻片之间(两玻片可夹虫体 10~20 个),用 5% 甲醛溶液或鲍氏固定液固定。

虫体呈圆形或卵圆形、体内组织饱满的肺吸虫,在固定前应将虫体置于生理盐水中 1~2 d,使虫体摄取的血液消化干净,子宫内的虫卵排出一部分后,再用载玻片压扁虫体进行固定,以便使消化系统充分显露,生殖器官不致被丰满的子宫遮盖,避免结构重叠影响虫体内部结构的观察。

虫体细长而又柔软的血吸虫,则将虫体浸泡于清水中,使虫体肌肉松弛,口、腹吸盘明显突出后,应用沾水的棉签将虫体移置于载玻片上,再用棉签摆好虫体姿势,加一滴鲍氏固定液后立即覆上盖玻片。再由盖玻片边缘加足固定液,放在铺有湿棉花的培养皿中固定过夜。经此法固定的虫体染制后其内部结构比较清晰,虫体姿态完好。虫体固定过夜后,将玻片浸泡于清水中,待盖玻片与载玻片分开后,再用沾水的棉签轻轻取下虫体(注意动作要轻柔,因雌虫虫体纤细,操作过快会导致断裂),依次换置于 30%、40%、50%、60% 乙醇中各 30 min,保存于 70% 乙醇中,以备染制玻片标本。

如为小型吸虫,如横川氏吸虫、棘口吸虫等,可用吸管吸取虫体置于载玻片上,加一盖玻片,由盖玻片边缘的一端加入固定液,另一端用吸水纸吸出水分,固定液即进入盖玻片下,以固定虫体,将固定的标本放在铺有湿棉花的大玻皿内,固定 6~12 h 后,将标本浸入清水中,盖玻片即自行脱落,用吸管反复冲洗,虫体即与玻片脱离而落于水中。再用吸管吸取虫体置于玻璃瓶中,依次换置于 30%、40%、50%、60% 乙醇各 10~30 min,保存于 70% 乙醇中以备染色封制玻片标本。

2. 幼虫

(1) 毛蚴 将人工感染血吸虫的家兔肝分离得到的虫卵置入 100 mL 三角烧瓶中,加满清水。夏天在室温内,冬天在 25℃左右的温箱中,毛蚴于数小时内孵出。待毛蚴孵出的密度较高时,用吸管吸取三角烧瓶近瓶口的水置入离心管内,离心沉淀 2 min,倒去清水,用吸管吸出沉下的毛蚴,集中放于另一管。反复多次收集,便可获得大量毛蚴。将加热至 70℃左右的鲍氏固定液或 5% 甲醛溶液倒入毛蚴集中的沉淀管内固定 1~3 h,然后吸去固定液,经离心沉淀法用清水换洗 2 次,依次更换置于

20%、30%、40%、50%、60% 乙醇中各 10~30 min，保存于 70% 乙醇内，以备染色封片。此法亦适用于其他吸虫毛蚴的收集和处置，注意不同吸虫毛蚴孵出时间不同。

（2）胞蚴、雷蚴、尾蚴　各种吸虫的胞蚴、雷蚴、尾蚴均在一定的中间宿主螺蛳体内发育，收集这些标本必须从各自螺体内寻找。解剖螺蛳的方法是：先将螺壳洗净，壳薄脆弱的螺蛳可放在载玻片上用另一载玻片压碎螺壳，加上数滴清水，用解剖针挑破螺肝组织，在解剖镜下检取。壳厚而又坚硬的螺蛳则先用老虎钳轻轻夹破螺壳，将螺组织放在玻片上，加上数滴清水，置解剖镜下检查。发现胞蚴、雷蚴或尾蚴时，即用吸管吸出，置于小玻璃皿内的生理盐水中洗净，集中于生理盐水中，以待固定。

（二）绦虫标本的处理和保存

1. 成虫

绦虫成虫寄生于宿主的肠道内，其头节往往吸附于肠壁黏膜中，收集虫体时不应将虫体自肠壁强行拖下，否则头节与虫体断开，头节遗留于黏膜中。正确的方法是：将头节吸附的部分肠壁切断，连同整个虫体浸入清水中数小时，绦虫头节即自行与肠壁脱离，用清水洗去虫体黏附的污物，再浸于清水中 8~12 h，使虫体肌肉松弛后，再将虫体平坦地置于较大的长方形瓷盘中，加 5% 甲醛溶液固定。

如收集由药物驱出的虫体，应先将虫体放在清水中洗去污物，再按上法将虫体浸于清水中，使虫体松弛后再行固定。固定时间一般为 24~48 h。虫体经固定后即可置于标本缸内或放入大口瓶中保存于 5% 甲醛溶液中。在固定时将虫体分段夹于两张玻片之间，以压平体节和便于染色封制玻片标本。

收集小型虫体如短膜壳清虫、细粒棘球绦虫等，清洗虫体黏附的污物后，将虫体置于载玻片上，摆好姿势，加一盖玻片，在盖玻片下固定。虫体固定后，如果作为装置瓶装标本，即保存于 5% 甲醛溶液中；作为封制玻片标本，即用清水换洗 2 次后，保存于 70% 乙醇中。

2. 幼虫

（1）猪囊尾蚴与牛囊尾蚴　用小剪刀和小尖镊子由感染动物肌肉中将囊尾蚴剥出。剥离时要注意顺着肌纤维小心操作，不要将囊泡剪破。剥出后立即将完整的囊尾蚴放入 5% 甲醛溶液固定和保存，如果需要头节突出的标本，可将囊尾蚴放入胆汁生理盐水（0.5 mL 胆汁加消毒生理盐水 10 mL）内，置 37℃温箱使头节自动伸出。或用手指轻轻加压，使头节突出后加以保存。封制玻片标本时，将伸出头节或未伸出头节的囊尾蚴夹于两张载玻片之间，浸泡于 70% 乙醇或 5% 甲醛溶液中固定 1~2 d。固定毕，保存于 70% 乙醇中，以备染色封制玻片标本。

（2）似囊尾蚴与原尾蚴　用鲍氏固定液于盖玻片下固定，保存于 70% 乙醇中，以备封制玻片标本。

（3）裂头蚴　在清水中浸泡 1~2 h 后，用作装置瓶装标本时，固定和保存于 5% 甲醛溶液中。制作玻片标本时，固定和保存于 70% 乙醇中。

（4）细粒棘球蚴砂　取感染棘球蚴的动物肝，用注射器抽取囊液，经离心沉淀，将沉淀物保存于 5% 甲醛溶液中。

（三）线虫标本的处理和保存

1. 成虫

收到线虫标本后，立即用生理盐水将虫体黏附的污物冲洗干净，再浸于生理盐水中以备固定。钩虫标本因需观察其口囊构造以鉴别种类，故需要去除杂物，口囊内清洁方法是将虫体放入盛有半瓶生理盐水的瓶中，盖紧瓶塞，用力摇动数分钟，并换水 1~2 次，则口囊中的杂物即被清除，然后再行固定。固定线虫的容器须较虫体大，以便于虫体能完全伸直。虫体固定方法如下。

（1）70% 乙醇固定法　将乙醇加热至 70℃，直接倒入盛有洗净后的虫体容器内，虫体即伸直固定。待 5 min 后再将虫体移置于含有 5% 甘油的 70% 乙醇内保存。

（2）甲醛溶液固定法　取加热 60~70℃的 5%~10% 甲醛溶液，直接倒入洗净的虫体上，虫体即被固定伸直。待固定液冷却后，将虫体保存于含有 3% 甘油的 5% 甲醛溶液中。

（3）巴氏液固定法　将巴氏液（甲醛 3 mL，生理盐水 97 mL）加热至 60~70℃固定虫体，仍保存于巴氏液中。

（4）冰醋酸固定法　将洗净的虫体直接浸没在冰醋酸内，待虫体伸直固定后，保存于 70% 乙醇内。

（5）甲醛、乙醇、冰醋酸固定法　甲醛 6 mL，95% 乙醇 20 mL，冰醋酸 1 mL，蒸馏水 40 mL。将溶液加热至 70℃后将虫体浸没在其中，该固定法对观察体表环纹结构效果较好。

线虫除了体型较小的如钩虫、蛲虫等可以封制玻片标本外，其他体型较大的虫体一般不封制玻片标本。如需在显微镜下观察，可将标本直接由乙醇移入酚类透明剂内透明，观察毕放回乙醇中保存，或用甘油透明，观察毕放回甘油中。线虫的头部和尾部的某些构造是分类上的重要特征，有时需要在解剖镜下用刀片切下头端或尾部，封制于载玻片上进行观察。用乙醇固定的虫体可以用以下几种方法透明。①甘油透明法：将虫体放入青霉素小空瓶中，加入 70% 乙醇至瓶的 1/3 处，每日加入甘油 2 滴，并摇匀，待甘油加至与乙醇量约相等时，打开瓶塞，置温箱内，使乙醇逐渐蒸发至纯甘油时，虫体即透明。如需要临时检查，可将虫体移至玻片上加盖玻片置显微镜下观察，观察完毕仍放回原瓶保存。②石炭酸乙醇透明法：由 70% 乙醇内取出虫体，放在石炭酸乙醇混合液内（石炭酸：95% 乙醇为 4：1），短时间内可以透明。如果虫体透明过度，可以在盖玻片边缘加一滴 95% 乙醇，检查完毕，仍放回原 70% 乙醇内保存。③乳酸苯酚透明法：将保存于乙醇或甲醛溶液内的虫体移到 50% 乳酸苯酚液内，30 min 后再移到浓乳酸苯酚液内。虫体透明后，可以观察线虫的头部和尾部的详细构造。

乳酸苯酚液的配制：甘油 2 份，乳酸 1 份，石炭酸 1 份，水 1 份。

2. 幼虫

（1）钩蚴 采集后用加热60℃的5%甲醛溶液或70%乙醇固定和保存，以备染色封制玻片标本。

（2）旋毛虫蚴虫 从感染旋毛虫蚴虫的肌肉中分离出来的幼虫，可按钩蚴处理法固定和保存。感染旋毛虫蚴的肌肉或其他组织用10%甲醛溶液固定，保存于10%甲醛溶液中，以备切片封制标本。

（3）微丝蚴 用绿色管抽取患者血液5 mL，涂制玻片标本。通常采用厚血膜法制片，用毛细吸管吸取2~3滴血置于载玻片中央，用另一载玻片的边角将血液从里向外回旋涂成约2.5 cm×1.5 cm的长方形血膜，平置晾干，再进行溶血。溶血时，可将血片放在玻片染色缸内成批溶血，先放入血片，再加入清水，待血红蛋白溶解至血膜成为灰白色时，即取出血片插入晾片板上。待干后，用纯乙醇或95%乙醇固定10 min，以备染色。

（范久波）

第三节 寄生虫虫种的鉴定方法

送检寄生虫，首先要判断是否来自人体，再确认是何种寄生虫，必须掌握鉴定流程，熟悉鉴定方法，不断积累经验，提高鉴定水平。

一、根据虫体形态特点作出鉴定

较大的虫体可用肉眼观察，主要观察其大小、外形特点及活动情况。较小的蠕虫可用放大镜或解剖显微镜进行检查和鉴定。

（一）完整虫体的鉴定

在虫体完整、虫体较大的条件下，只需经一般形态学观察即可判断。用肉眼观察可辨认的有蛔虫、钩虫、蛲虫、姜片虫、带绦虫孕节、膜壳绦虫、3龄蝇蛆，需经镜下放大后观察才可辨认的有蛔虫童虫、横川吸虫、异形吸虫、棘隙吸虫、钩幼虫、2龄蝇蛆和粉螨（肠螨症者）。

例如，对一条完整的蠕虫虫体，首先应确认到纲。如果虫体为线形或圆柱体，体表光滑，横切面为圆形，最外层为角质层（无细胞结构），其内为皮下层含合胞体，常在两侧及背侧增厚，有纵肌层和原体腔。原体腔内可见消化道及雌性或雄性生殖器官。具有这些特点则应归类为线虫，但线虫幼虫的原体腔内无发达的生殖器官。若虫体为长形带状，背腹扁平，身体分节，头端有多个吸盘或吸槽，切片后的横断面为从外向内的各层组织，体壁（含皮层和皮下层，后者有表层环肌和纵肌）较厚，向内为实质组织，再向内有内环肌并含雌、雄生殖器官，这是绦虫成虫的结构特点。如为吸虫，其虫体为背腹扁平，叶状或舌状，具口、腹吸盘，切成横断面后，从外向内可见体被（合胞体结构，体表可有棘）、环肌、纵肌及实质组织，无体腔。

(二) 非完整虫体的鉴定

临床上出现的虫体鉴定标本多数是手术活检到的虫体或做病理切片观察到的虫体结构,对于虫体不够完整、残缺不全的小虫体,需要寻找更多的证据来确认。人体组织内常见寄生虫在切片中可见到的线虫有蛔虫幼虫、钩虫幼虫、蛲虫成虫、丝虫成虫、旋毛虫幼虫、棘颚口线虫幼虫等,常可见到的绦虫有曼氏裂头蚴、猪囊虫、棘球蚴,可见到的吸虫有日本血吸虫、肺吸虫、肝吸虫、肝片形吸虫等,偶可见到的原虫有利什曼原虫、溶组织内阿米巴、隐孢子虫、肉孢子虫、圆孢子虫、微孢子虫等,可见到的节肢动物有蝇蛆、疥螨、蠕形螨等。在结构不清或无法确认的条件下,还需对虫体做透明处理后,置载玻片上,加盖玻片镜检。虫体经过乳酸酚透明后,可观察其内部结构,利于虫种鉴别。还可将虫体染色制片后,进一步鉴定。观察的指标包括形状、大小(小型虫体需用测微器)、颜色、从外至内的细微结构特点等。

(三) 无法确认虫体的鉴定

对于不能确认的虫体,需要先弄清楚其来源,如从粪便、尿液、阴道分泌物或痰液中发现的虫体,则应排除自由生活虫体污染所致。一般而言,来源于人体的虫体,应同时伴有相应部位的症状或体征,如无临床表现,则要定期随访和调查。如果确认虫体来自人体,一般可根据虫体结构(包括用多种方法识别的虫体的体表和体内多种结构)、来源部位,结合临床表现和临床检测结果(包括免疫学诊断指标)及流行病学调查(如生食、半生食生饮的生活习惯、是否出入疫区等)等资料初步判断虫体的大致类别。随后再详细观察虫体的形态结构,初步划分类型,如线虫、吸虫、绦虫、原虫、节肢动物等,再根据文献报道和病例资料来验证结果。

二、其他鉴定方法

除一般形态学观察鉴定外,还可采用特殊结构、免疫学方法与分子生物学方法鉴定,主要包括组织切片观察横断面结构、扫描电镜观察体表或某一部位的构造特征、透射电镜观察包括原虫细胞器或虫体皮层结构、特异性免疫组化分析、染色体核型与显带分析、同工酶谱和蛋白质区带比较分析、DNA 重复序列酶切长度分析、种特异基因序列 PCR 扩增产物与 DNA 杂交分析法等。近年来,也可将病原体或包含病原体的样本,通过测序的方法进行比对、筛选,从而获得准确结果。

(范久波)

数字课程学习……

教学 PPT　　拓展阅读　　自测题

参考文献

[1] 汪世平 . 医学寄生虫学[M]. 4 版 . 北京:高等教育出版社,2023.

[2] 梁韶晖 . 医学寄生虫学[M]. 2 版 . 北京:高等教育出版社,2022.

[3] 黄慧聪 . 医学寄生虫学实验指导[M]. 北京:高等教育出版社,2022.

[4] 田伟,刘水平,蒋立平 . 实验免疫学和病原生物学[M]. 北京:人民卫生出版社,2021.

[5] 殷国荣,刘红丽 . 医学寄生虫学实验教程[M]. 4 版 . 北京:科学出版社,2019.

[6] 李士根,陈盛霞,李晓霞 . 人体寄生虫学实验与学习指导[M]. 北京:人民卫生出版社,2019.

[7] 李朝品,程彦斌 . 人体寄生虫学实验指导[M]. 3 版 . 北京:人民卫生出版社,2018.

[8] 李朝品 . 人体寄生虫学实验研究技术[M]. 2 版 . 北京:人民卫生出版社,2023.

[9] 王红,李翠英 . 医学寄生虫学实验教程[M]. 北京:科学出版社,2018.

[10] 诸欣平,苏川 . 人体寄生虫学[M]. 9 版 . 北京:人民卫生出版社,2018.

[11] 吴观陵 . 人体寄生虫学[M]. 4 版 . 北京:人民卫生出版社,2013.

[12] Ridley,W John. Parasitology for medical and clinical laboratory professionals[M]. New York:Delmar,Cengage Learning,2012.

[13] Garcia,L Shore. Diagnostic medical parasitology[M]. 6th ed. Washington DC:American Society for Microbiology,2016.

附录一　人粪便中易与寄生虫相混淆的常见杂物

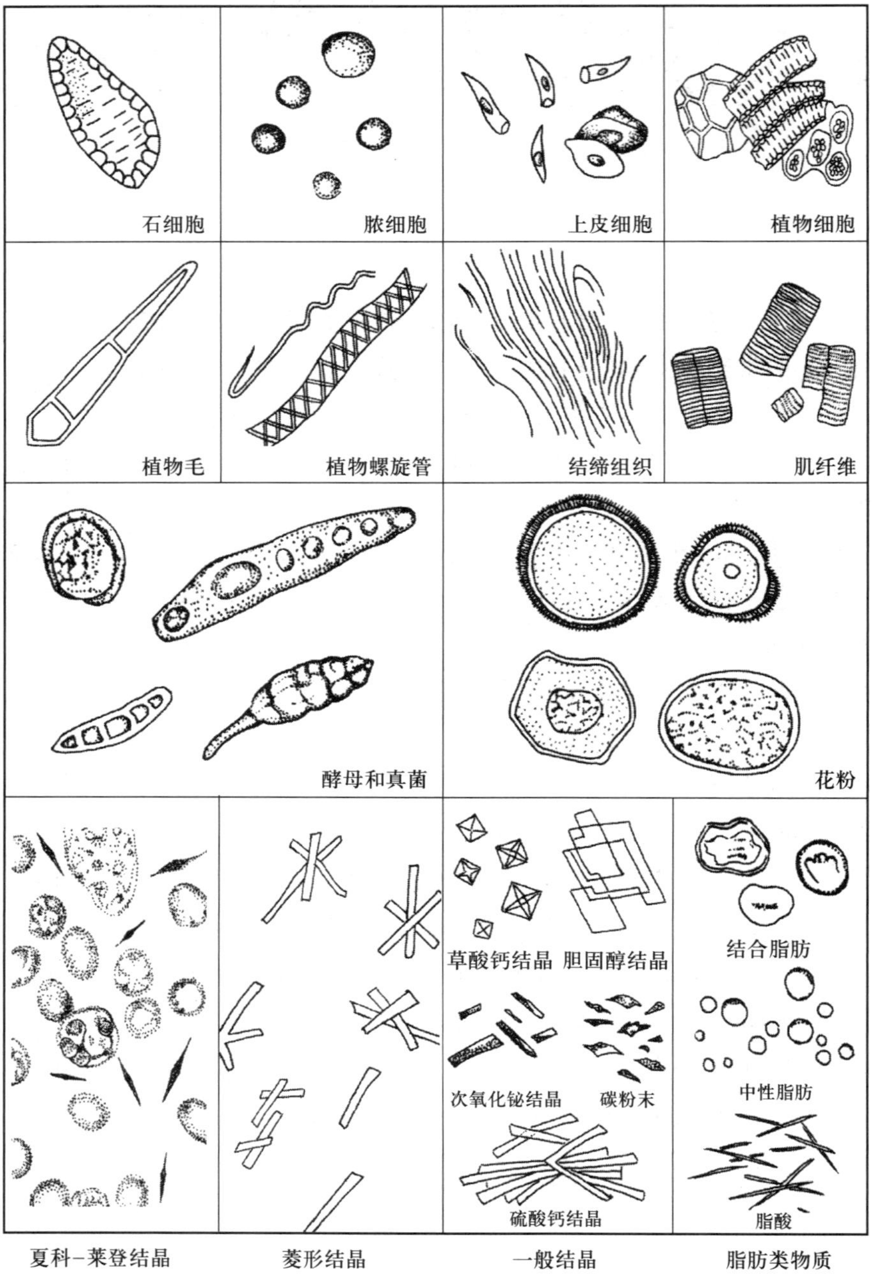

附录二　人体寄生虫卵

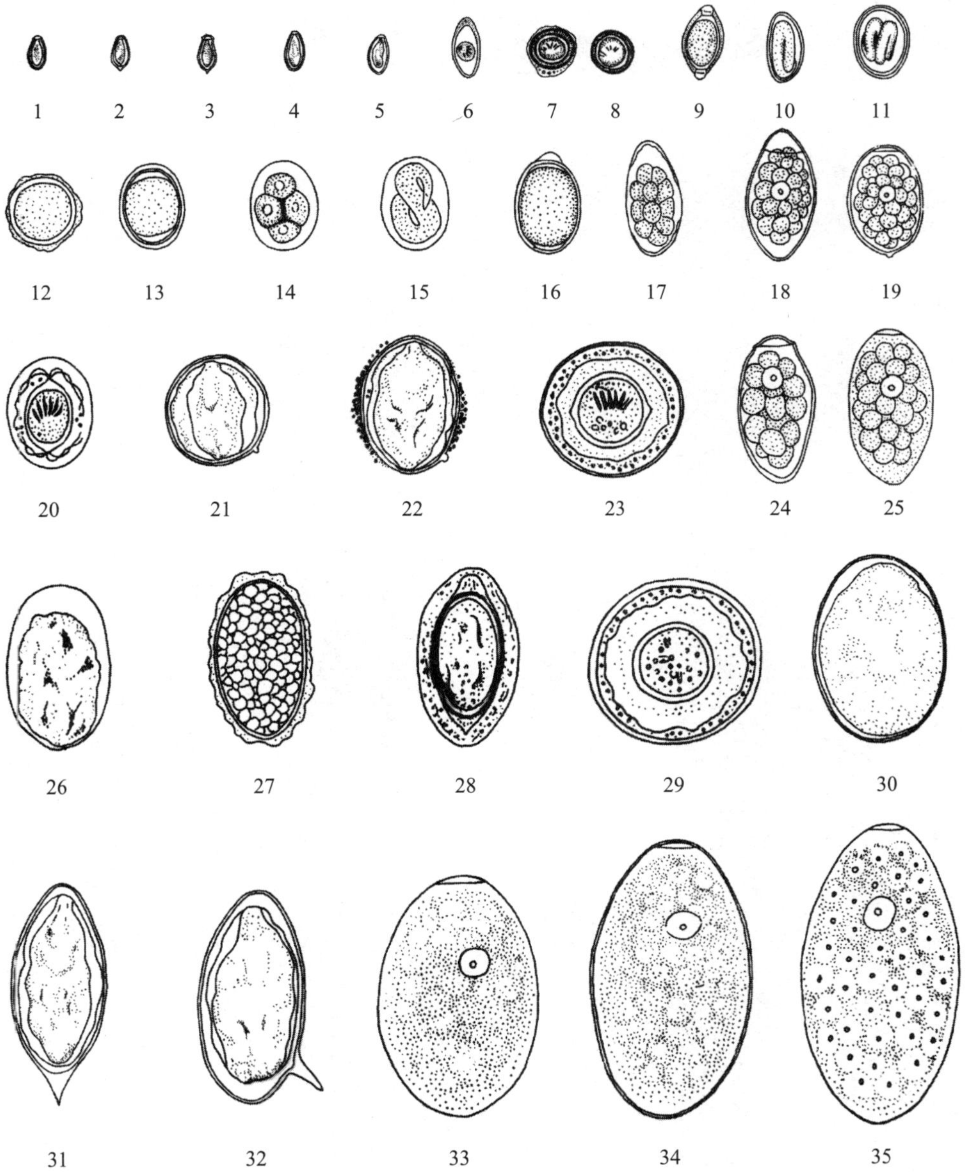

1. 异形吸虫虫卵　2. 横川后殖睾吸虫虫卵　3. 华支睾吸虫虫卵　4. 台湾棘带吸虫虫卵　5. 钩棘单睾吸虫虫卵　6. 西里伯瑞列绦虫虫卵　7. 完整带绦虫虫卵　8. 不完整带绦虫虫卵　9. 鞭虫卵　10. 蛲虫卵　11. 美丽筒线虫卵　12. 受精蛔虫卵　13. 无蛋白质膜蛔虫卵　14. 钩虫卵　15. 感染期钩虫卵　16. 棘颚口线虫卵　17. 东方毛圆线虫虫卵　18. 曼氏迭宫绦虫虫卵　19. 阔节裂头绦虫虫卵　20. 短膜壳绦虫虫卵　21. 湄公血吸虫虫卵　22. 日本血吸虫虫卵　23. 长膜壳绦虫虫卵　24. 并殖吸虫虫卵　25. 日本棘隙吸虫虫卵　26. 粪类圆线虫虫卵　27. 未受精蛔虫卵　28. 猪巨吻棘头虫卵　29. 克氏假裸头绦虫虫卵　30. 粉螨卵　31. 埃及血吸虫虫卵　32. 曼氏血吸虫虫卵　33. 抱茎棘吸虫虫卵　34. 肝片吸虫虫卵　35. 姜片吸虫虫卵

郑重声明

高等教育出版社依法对本书享有专有出版权。任何未经许可的复制、销售行为均违反《中华人民共和国著作权法》，其行为人将承担相应的民事责任和行政责任；构成犯罪的，将被依法追究刑事责任。为了维护市场秩序，保护读者的合法权益，避免读者误用盗版书造成不良后果，我社将配合行政执法部门和司法机关对违法犯罪的单位和个人进行严厉打击。社会各界人士如发现上述侵权行为，希望及时举报，我社将奖励举报有功人员。

反盗版举报电话 （010）58581999 58582371

反盗版举报邮箱 dd@hep.com.cn

通信地址 北京市西城区德外大街4号 高等教育出版社知识产权与法律事务部

邮政编码 100120

读者意见反馈

为收集对教材的意见建议，进一步完善教材编写并做好服务工作，读者可将对本教材的意见建议通过如下渠道反馈至我社。

咨询电话 400-810-0598

反馈邮箱 gjdzfwb@pub.hep.cn

通信地址 北京市朝阳区惠新东街4号富盛大厦1座 高等教育出版社总编辑办公室

邮政编码 100029

防伪查询说明

用户购书后刮开封底防伪涂层，使用手机微信等软件扫描二维码，会跳转至防伪查询网页，获得所购图书详细信息。

防伪客服电话 （010）58582300